1分で整う いつでもどこでも マインドフルネス

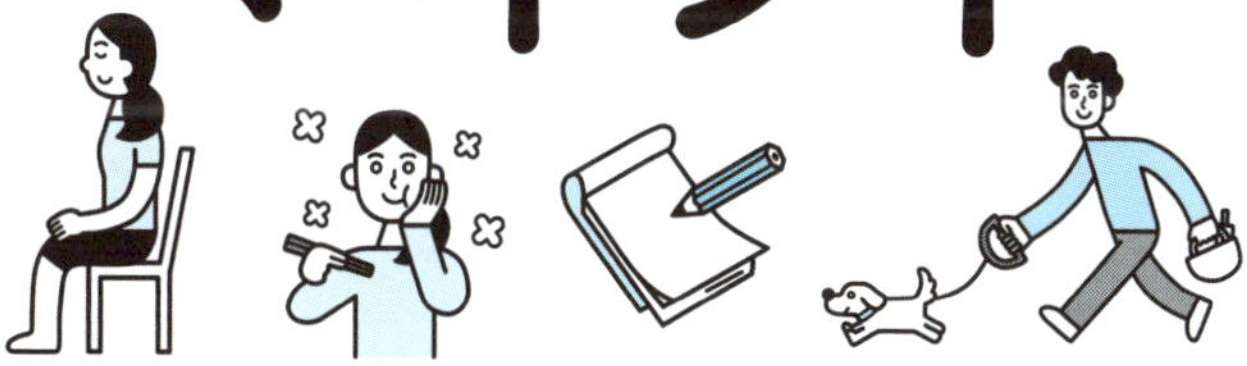

中村悟

MiLI（一般社団法人マインドフルリーダーシップインスティテュート）

荻野淳也／木蔵シャフェ君子〔監修〕

日本実業出版社

気持ちを整えて
毎日を楽しむには、
まずは自分の気持ちに
目を向けてみる

あなたは「いま何を感じていますか?」
と聞かれることはありますか?

仕事での会議や日常会話では、結果や行動、
考えについて話をすることがほとんどで、
自分や相手の気持ちについて会話することは
めったにないのではないでしょうか。

これから本書を読み進めるにあたり、
「私はいま何を感じているか?」を
心の片隅に置いて、
ときおり、自分に問いかけてみてください。

気持ちを整えて毎日を楽しむには、
まず自分の気持ちに
目を向けてみるのが第一歩です。

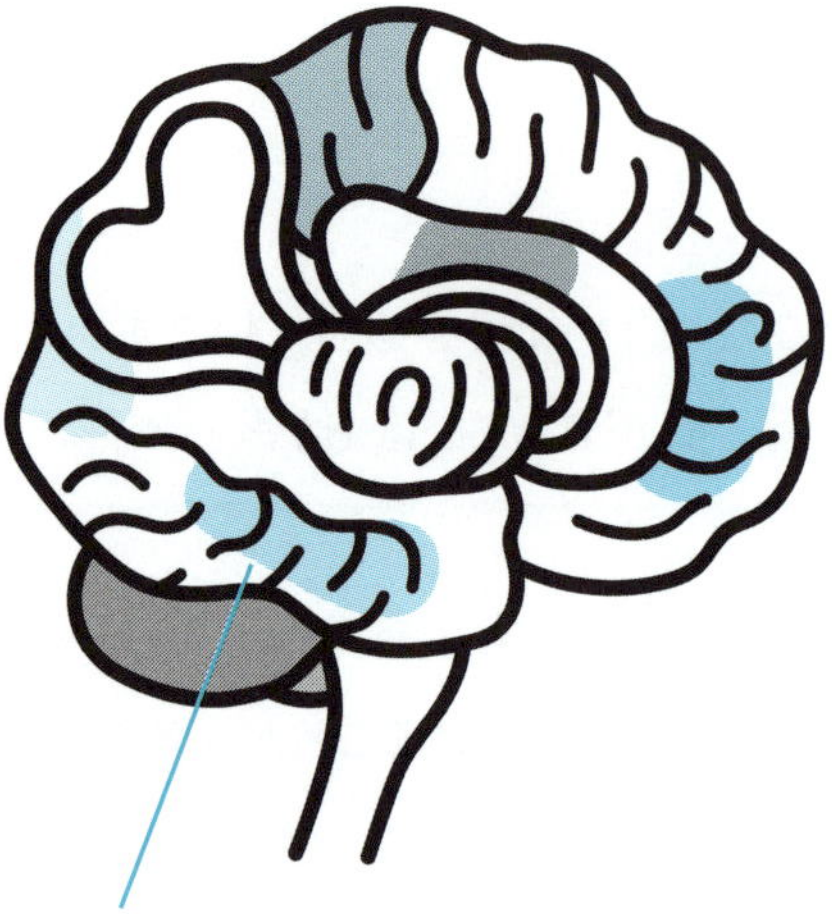

脳のいろいろな部位が活動している状態

はじめに

いきなりですが、クイズです。

「1日の生活のなかで、いまやっていることと違うことを考えている時間はどれくらいあるでしょうか？」

あなたが自宅で過ごしているときや、仕事中、出先など「いまやっていること以外」のことをどれくらい考えているか、少し想像してみましょう。

会議中にメール返信のことを考えていたり、上司からの一言がずっと気になったりなど、その日の体調や気分によっても、違うことを考えている割合は変わると思いますが、だいたい何パーセントくらいでしょうか。

クイズの答えは、ハーバード大学でのある調査結果[※1]によると**「平均47パーセント」**です。

いまやっていること以外は47パーセント、いまやっていることは53パーセントなので、約半分です。みなさんはこのデータを見て、どのような印象をもつでしょうか。私がはじめて知ったときは「え、約半分もあるのか」と驚きました。

なぜ、このようなデータになるかといいますと、脳の動きによるものです。

右ページの図は、無意識に今と違うことを考えているときの様子を表しています。**雑念**

※1　ハーバード大学での調査

キリングスワースとギルバートは、2250人に対して、スマートフォンを使って大規模な調査（2010年）を行いました。ランダムなタイミングで通知を送ることで、日常生活における思考のサンプリングを行い、1日の47パーセントの時間が集中できない状態である（現在行っていることとは別のことを考えている）という結果になりました。

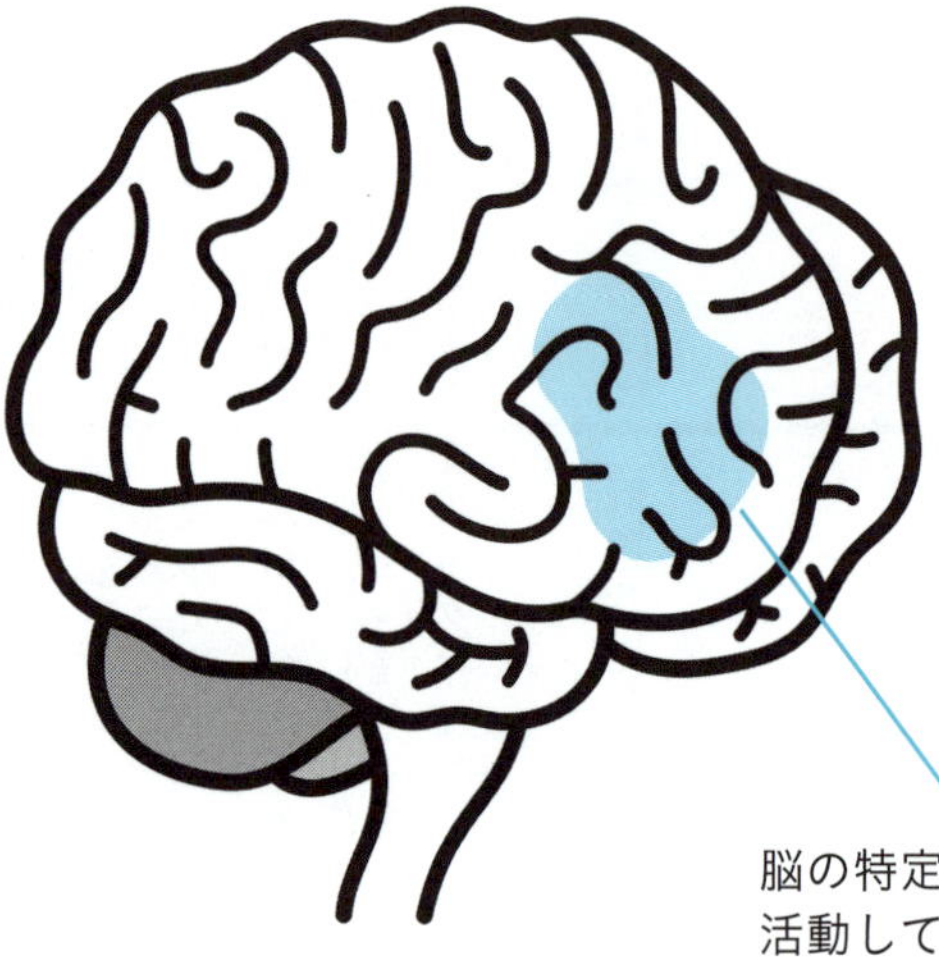

がわいている、注意散漫のときには、脳のいろいろな部位が活動しています（DMN※2）。

それでは、もう1つクイズです。

「上の図のように、脳の特定の部分が活動している状態は、何をしているときでしょうか？」

※2　DMN（デフォルトモードネットワーク）

ぼーっとしているとき、注意散漫なときに、活性化されている脳の状態をいい、マインド・ワンダリング（心の迷走）ともいいます。DMNではエネルギー消費が大きく燃費が悪い状態なので、このモードが続くと疲れやすくなります。一方、DMNには創造性が高まる、記憶が定着するなど、いい側面もあります。

先ほどのクイズと比べて難しいですが、考えてみてください。

たとえば、本を読んでいる、スポーツをしている、寝ているときなどの場面が思い浮かぶかもしれません。


答えは「何かに集中しているとき」です。

目の前のことに意識を向けているときや、のちに触れますが「マインドフルネス瞑想」というワークで呼吸に対して集中しているときも、脳はこのような状態になります。


冒頭に2つのクイズで、注意散漫な状態と集中している状態の脳の活動している様子について触れましたが、ここから本題です。

あなたにとって、

「いまやっていることと違うことを考えてしまう時間を減らせる」

「いまやっていることに集中している時間を増やせる」

としたら、日々の過ごし方はどう変わるでしょうか？

例えば、
「イラっとした気持ちや思考ぐるぐる状態を引きずらなくなる」
「休日や休憩中に、仕事のことが気にならなくなる」
「朝起きてから夜寝るまでスマホを触りっぱなしにならない」
「一つひとつの仕事に集中し、ミスなく効率的に行うことができる」
「会議や会話がスムーズになり、いい人間関係になっていける」
「寝る前や休息など自分なりにくつろぐことができる」
「いまの一瞬一瞬を大切にすることができる」

など。

この本で目指しているのは、**あなた自身の仕事や日常生活が右記のような過ごし方に変わっていくこと**です。

もちろん、いまやっていることと違うことを考えてしまうのはダメではありませんし、いまやっていることにずっと集中しているのも難しいものです。

そこで、あなたが少しでも日々の過ごし方が変わるといいなと思うならば、本書のテーマである「いつでもどこでもマインドフルネス」が役立ちます。

マインドフルネスを一言でいうと「いまここに気づいている状態」であり、いまに集中していることと同じ意味合いです。私自身が10年前にマインドフルネスに出会い、日々実践していくなかで、「集中している時間が確実に増えてきた」と実感しています。

私の生活や人生を変えてくれた「マインドフルネス」を多くの人に知ってほしい、必要としている人々に伝えていきたい想いがあり、これまで活動を続けてきました。

その想いとは、

○「日々の出来事を、注意散漫でスルーしてしまうともったいない。今に注意を向けて、目の前にあるものを、じっくりと楽しんでほしい！」

○「いつものクセやパターンだと、いつもの結果にしかならない。少しずつ思考や行動の質が変わってきて、よりよくなってほしい！」

○「自分の生活や人生はいまのままでいいのか。ときにはハンドルを持ってギアを入れ替えて、イキイキと生きてほしい！」

この3つに集約されます。

この書籍を通じて、私自身は「読者一人ひとりが、マインドフルネスに対する印象や態度、日々の行動が変わるきっかけになる」ことを願っています。

あなたにとって、マインドフルネスがより身近なものと感じられるように、いまやっていることを大切にできるように、少しでもお役に立てるような一冊になれば幸いです。

本書でわかること

マインドフルネスの関連書籍が数多く出版されているなかで、本書はあなたの日々の過ごし方が変わっていくことを意図しているため、他の書籍にはない特徴があります。それは、マインドフルネスについての解説がメインではなく、**48個からなる日常的な活用事例がメイン**になっていることです。

導入部分では基礎的な知識から実践方法まで網羅しており、一読することでマインドフルネスとは何なのか、どうなっていくのかを押さえることができます。また、締めでは私自身や実践者の経験談による気づきや変化のコメントによって、**ご自身の過ごし方の変化を具体的にイメージできるようになっている**のも大きな特徴となります。

「いつでもどこでもマインドフルネスをやってみたい、やってみよう！」と思えるように、本書の構成は大きく分けて3つあります。

1　マインドフルネスの理解と体験で、気持ちを整える
2　日常的な活用事例と実践ワークで、毎日が好転する
3　脳の仕組みにそった習慣化で、人生が楽しくなる

1　マインドフルネスの理解と体験で、気持ちを整える

第1章では、マインドフルネスの定義や意義、期待される効果など、知っておきたい基礎的なことを学んでいきます。「なるほど、マインドフルネスってこういうものか」「いまの状態や気持ちに気づきやすくなる」と、一通り理解できた状態を目指しましょう。

気持ちを整えるには、ストレスについての知識やマインドフルネスとストレスとの関係も知ることが欠かせません。ストレス発生のメカニズムやストレスが減る理由を知ることで、さらにマインドフルネスへの興味関心が高まります。

また、ここでは知識を理解するだけではなく、気軽にできるマインドフルネスのワークを実際に体験してみましょう。マインドフルネスを頭で理解し、身体や心で体験することで、気持ちを整えられるようになります。

2 日常的な活用事例と実践ワークで、毎日が好転する

第2章では、代表的なマインドフルネスの実践ワークと、とある1日でのおすすめの活用事例に触れていきます。この章まで読み進めると、いままで以上にマインドフルネスの活用イメージが広がっていくことでしょう。

紹介されている6つの実践ワークごとに、やり方の説明やワンポイント・アドバイス、得られる効果などをまとめており、取り組みやすくなっています。このパートを読むタイミングで、ぜひ一度やってみてください。

第2章後半から第7章まで、自宅や仕事、出先、休日での具体的な事例が48個ピックアップされており、本書のメインコンテンツになっています。これらの事例を通じて、あなた自身の日々の過ごし方が好転していくイメージをつかめると、身近な場面から取り入れることができるでしょう。

3 脳の仕組みにそった習慣化で、人生が楽しくなる

第8章は、マインドフルネスを習慣にできるように、確実に続けられるように、習慣化のコツや研究やデータによるノウハウ、実践者の気づきや変化など実用的な学びを得ていきます。

「私もこう過ごしていきたい」「これなら自分でも習慣にできそう！」とイメージできれば、もう大丈夫。あなたにとってのマインドフルネスの歩みがはじまります。

この構成に合わせて、おすすめの読み方をご紹介します。

○ はじめて学ぶ方、あらためて学び直したい方は、知識の第1章から
○ ある程度は知っている、何度かやったことがある方は、事例の第3章から

○ なかなか続かない方、もう一度やり直したい方は、習慣化の第8章からなど、目次を参考に気になるところから読んでみてください。

それでは、「いつでもどこでもマインドフルネス」をはじめていきましょう。

お願い

現時点で、メンタルに不調を抱えている方や過去にマインドフルネス瞑想をして気分がすぐれなかった方は、本書で紹介している実践ワークを行うことで、不調になってしまうリスクがあります。

現在通院中の方は医師とご相談の上、くれぐれもご無理をなさらないようにお願いいたします。また違和感を感じたり、不調が続いてしまったりする場合は、専門家のサポートに頼ることも必要です。

覚えておきたい
マインドフルネス用語

これからマインドフルネスを学んで活用していくにあたり、本書で何度も登場してくる用語があります。仕事や日常生活ではあまり使わない、聞き慣れない言葉遣いもありますが、このタイミングで覚えておいてください。

- マインドフルネス……意識的、いまに気づいている、心ここにある状態
- オートパイロット……無意識、自動操縦でいまに気づいていない、心ここにない状態
- 意図……何かをしようとする意思（英語で intention）
- 気づき……認識すること、わかること（英語で awareness）
- 注意を向ける……意識する、意識を向ける、注意を払う（英語で pay attention）
- 実践する……マインドフルネスのワークをする、行う（英語で practice）
- 一呼吸……1回呼吸すること
- 三呼吸……3回呼吸すること

第1章 1分で気持ちを整える

第2章

1日10分で毎日が好転する

第3章 自宅でマインドフルネス9選

第4章 仕事でマインドフルネス9選

第5章 人間関係のマインドフルネス6選

第6章 出先でマインドフルネス7選

第7章

休日にマインドフルネス7選

第8章 習慣化で人生が楽しくなる

ブックデザイン　三森健太（JUNGLE）
本文DTP　ナカミツデザイン
イラスト　まつむらあきひろ

第1章

1分で
気持ちを整える

誰でもできる「マインドフルネス」を知る

マインドフルネスとは、「いまここ」に気づいている状態

なぜ、人の気持ちは、整ったり整わなかったりするのでしょうか。
気持ちとは、辞書で調べると「ある物事に接したときに生じる心の状態」とあります。現実に起こっていなくても、過去の記憶や未来への想像を思い浮かべるたびに、喜び、怒り、悲しみ、楽しみ、恐れ、不安などの気持ちが心の中に浮かんでくるものです。気持ちは水面にしずくが落ちると発生する波のようなもので、乱れていたり、荒れていたり整っていないことのほうが多いかもしれません。

さて、その気持ちや心の状態を左右するのは、何でしょうか。それは、これから学んでいく「マインドフルネス」と「ストレス」が大きく関係しています。

マインドフルネスとストレス、その関係性について理解し、いまの心の状態や気持ちに気づくことが、自分の気持ちを整えることにつながります。

あなたは「マインドフルネス」に対して、どのような印象をお持ちでしょうか。

一般的には、座って瞑想する、心を無にする、リラックスできるなどポジティブな印象をお持ちの方もいれば、スピリチュアル系、ちょっと怪しいなどネガティブに感じる方もいらっしゃるでしょう。

日本では2016年以降、とくに2020年のコロナ禍以降では、テレビや雑誌、ネットニュースなどさまざまなメディアで話題になり、注目されてきました。

それにともない、関連書籍やアプリ、イベント、企業研修などの取り組みも多くなり、マインドフルネスをポジティブに捉えている方も増えてきているように思います。

では、ここからマインドフルネスの定義や意義、実践ワーク、期待される効果などを学んでいきます。はじめての方も、すでにご存知の方も、基本の「キ」を押さえていきましょう。

ここから紹介するマインドフルネスは、私がこれまで企業研修や講演、ワークショップ、イベントなどでビジネスパーソンを中心に1万5000人以上に伝えてきたことで、客員講師を務める大学の授業でも年間数百名が学んできているものです。

「マインドフルネスとは、何か」を具体的にイメージできるように、次の3つの観点から一つひとつ見ていきます。

1 マインドフルネスを指し示す領域
2 マインドフルネスの世界標準な定義
3 マインドフルネスという言葉の解釈

1 マインドフルネスを指し示す領域

1つ目は、マインドフルネスを指し示す領域です。左の図はそれを示したものです。

この図は、「縦軸に心ここにある⇕心ここにあらず」「横軸にストレスある⇕ストレスない」としています。マインドフルネスは、上半分の枠で囲っている部分をいいます。

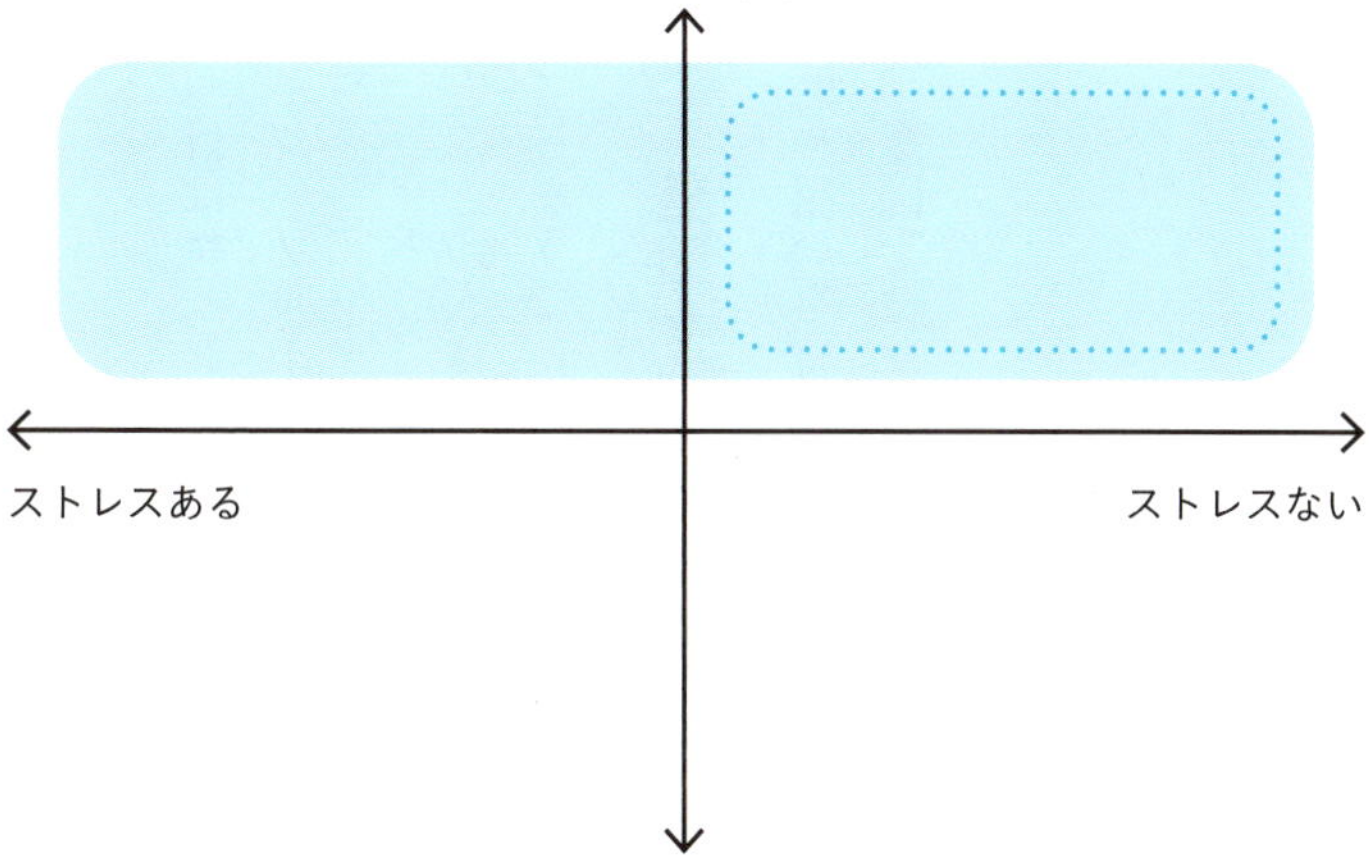

時おりマインドフルネスを、「心ここにあるかつストレスがない状態（右上の点線枠）」と紹介されている情報を見かけますが、それは誤解です。**ストレスのありなしにかかわらず、心ここにある状態を指す**ものと覚えておきましょう。

心ここにあらずの状態（図の下半分）を、マインドレスネスということもありますが、本書ではオートパイロット（自分の行動を無意識に行う自動操縦状態）と表現しています。もし、心ここにあらずの状態であったとしても、ハッと気づいて我に返ることで、心ここにある状態に戻れば、それはマインドフルネスといえます。

2 マインドフルネスの世界標準な定義

2つ目はマインドフルネスの世界標準の定義[※3]です。

マインドフルネスとは、**「意図を持って、評価判断なく、この瞬間に注意を向けた状態」**です。

ほとんどの人は、一度聞いただけでは「ん？　それって、どういうことですか？」となってしまうでしょう。補足すると、次のようなことになります。

①　意図を持って

目的や狙いを持って主体的に「さあ、これからやってみよう！」という姿勢です。反対に、意図を持たないというのは、自分なりの目的を持たない受け身な姿勢をいいます。

※3　世界標準の定義
現在のマインドフルネスの考え方の礎となるマインドフルネスストレス低減法（MBSR）を開発したマサチューセッツ大学医学大学院教授のジョン・カバットジン博士の定義になります。
原文を直訳すると「意図的に、今この瞬間に、価値判断することなく注意を向けること」。

❶意図を持って
❷評価判断なく
❸この瞬間に
注意を向けた状態

② 評価判断なく

いいわるい、好ききらいなどをすぐに決めつけないことです。私たちはつい「～をやっちゃダメ」「～するべき」「～でなければならない」などとジャッジ（評価判断）してしまいがちですが、決めつけずに留まることをいいます。

③ この瞬間に注意を向けた状態

文字どおり、いまこの瞬間に注意を向けた状態です。いまに意識を向けている、心がここにある「状態」をいい、先ほどの図でいう上半分の領域です。

この定義を、より具体的にイメージできる

ように、スノードームを例にしましょう。

いまこの瞬間に注意が向いていないときは、スノードームを振っているようなものです。過去を思い返して頭の中がぐるぐるしたり、未来を想像して心がモヤモヤしたりなど、気持ちが整っていない様子とスノードームの中の雪が舞う状況と重なるためです。

私自身、スノードームを手にした視点で「いまどういう状態？」と客観的・俯瞰的に観察することと解釈して定義を理解しています。

3 マインドフルネスという言葉の解釈

3つ目は、マインドフルネスという言葉の解釈です。

最近では、日本語圏での独自の進化により、次のような言葉遣いで使う人もいらっしゃいます。

○ マインドフルネスする：呼吸する、瞑想する、いまここに集中する、など
○ マインドフルな　　　：整っている、穏やかである、など

本来の意味では、**マインドフルネスという「状態」でいるように、マインドフルネス瞑想をする「行為」の位置づけ**になります。

言葉遣いを整理すると、次のように広義で通用するようになってきています。

○　狭義は、いまここに注意が向いている、気づいている「状態（being）」
○　広義は、いまここに注意を向けようとする「行為（doing）」も含む

本書『1分で整う　いつでもどこでもマインドフルネス』のタイトルには、いつでもマインドフルネスでいよう、どこでもマインドフルネスをやろうという両方の意味合いが込められています。

ここまでに3つの観点で見てきましたが、理解は進んだでしょうか。あらためて、マインドフルネスを一言でいうと、「いまここに気づいている状態（being aware)」といえます。

いまここに注意を向けることで「気づき」が高まる

では、いまに注意を向けて心ここにある状態になると、どうなっていくのでしょうか。次は、マインドフルネスの意義を掘り下げていきましょう。

画像で表現すると、この2枚の写真のように変化していきます。

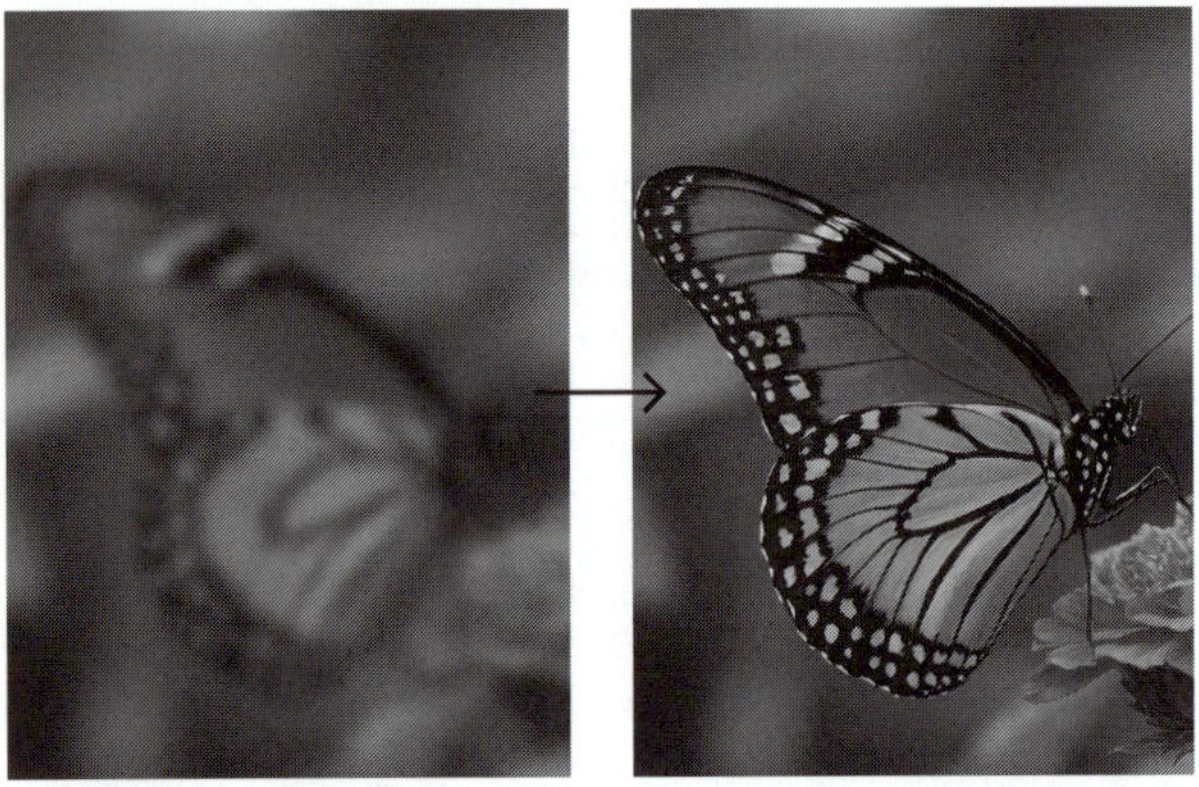

（左）ピントが合わず、ボケて見える
（右）ピントが合って、クッキリハッキリ見える

左側は、いまここに向いていない注意散漫な状態（オートパイロット）です。

カメラのピントを合わせようと思っても、注意があちこちにいってしまうので、フォーカスが効かずに、ピンボケな写真になってしまいます。

チョウの模様がまだらっぽい、色は黄色くらいしかわかりません。

右側は、いまここに注意が向いている状態（マインドフルネス）です。注意は留まっているので、カメラのピントを合わせやすく、フォーカスできるので、クッキリハッキリした写真に仕上がります。チョウの模様や色合い、グラデーションもはっきりとわかります。

この2枚の写真の変化を言葉で表現してみましょう。これまでは注意散漫でピンボケした状態でしか見えていなかった景色や視界が、目の前のことに注意を向けることで、ピントが合ってクッキリハッキリとと見えてくるようになりました。見えていなかったものが見えるようになることで、いままで気づけなかったことが気づけるようになる、ということです。

マインドフルネスの意義は、気づく力が高まることです。観察力や認識力が上がるともいえます。

いろいろな実践ワークを続けることで得られるもの

ここまで定義や意義に触れてきました。実践ワークや期待される効果、得られる価値までを一通り知っていると、基本を押さえたことになります。

代表的な実践ワークとして知られているのは瞑想ですが、それ以外にもさまざまな方法があります。

それぞれの**実践ワークで共通するポイントは、シングルタスクで行う**ことです。シングルタスクとは1つに集中することをいい、いまはこれをやる、これ以外はやらないということになります。

一般的な実践ワークとして、次のものがあります。

- ○ボディスキャン（身体に注意を向ける）
- ○ジャーナリング（手書きすることで内面に注意を向ける）
- ○マインドフル・イーティング（食べることに注意を向ける）
- ○マインドフル・リスニング（話を聴くことに注意を向ける）

これらのワークの具体的なやり方は、第2章でくわしく紹介していきます。

上記以外でも、次のような形でオリジナルの「マインドフル・〇〇」というワークを自分でつくってしまってもかまいません。

○ マインドフル・ウォーキング（歩くことに注意を向ける）
○ マインドフル・リーディング（本を読むことに注意を向ける）
○ マインドフル・コーヒー（コーヒーを飲むことに注意を向ける）
○ マインドフル・ごっこ遊び（子どもと遊ぶことに注意を向ける）
○ マインドフル・お片づけ（掃除や片づけすることに注意を向ける）

こうした実践ワークを**1日あたり合計10分、約2〜3か月くらいを目安に続けていくと、次のような効果を感じられる**ようになります。

○ ストレスが減る
○ 集中力が上がる

○生産性が上がる
○創造性が上がる
○ケアレスミスが減る

さらに半年以上、1年と年単位で実践を重ねていくことで、次のように生活や人生が変わったと感じている実践者が多くいます。(詳細は第8章で紹介します)。

○自己理解が深まる
○感情をマネジメントできる
○他者への共感が高まる
○コミュニケーション能力が高まる
○価値観が明確になる
○幸福感が高まる

私自身、マインドフルネスを続けてきて右記のような効果を感じつつ、もっとも価値あると感じているのは「自分の人生を生きている」と実感できていることです。

マインドフルネスの意義にあるように、目の前のことに集中してほんのわずかでも気づきがあることで、

「この状況だったら、こういう考えもアリだな」
「このアイディア以外に、どのような選択肢があるだろう」
「このような場面では、ああするよりもこうしたらいいかも」

という、いままでよりも思考や行動の幅が広がり、そのなかから最適なものを選べるようになりました。また、自分が選んでいるという自己決定感が高まったことで、自分の人生を生きているという感覚をより感じられるようになりました。

マインドフルネスをはじめるきっかけは人それぞれであり、感じる効果や価値も人それぞれです。共通するのは、さまざまな実践ワークを習慣的に続けることで、その人なりの効果を実感できることです。

以上で、「マインドフルネス」について知っておくべきことは十分となりました。続い

て、気持ちを左右する「ストレス」についての理解を深めていきましょう。

あなたを苦しめる「ストレス」を知る

あなたは、どのような場面でストレスを感じるでしょうか?

たとえば仕事が忙しい、人間関係のトラブル、お金の心配などがあるかもしれません。私は、時間に追われる、将来への漠然とした不安などがあります。

誰にとっても、なるべくストレスは減らしたい、なくしたいものと思うはずですが、すべてのストレスが悪いわけではありません。仕事や試験、スポーツでは適度に負荷がかかる好ましいストレスもあります。しかし、負荷がかかりすぎると好ましくないストレスになり、気持ちが乱れてしまいます。

このパートでは、ストレスのイロハとして、定義や発生するメカニズムを学んでいきましょう。ここを押さえることで、ストレスとうまくつき合えるようになります。

いつもマルチタスクで忙しい、ストレスフルな日々

仕事や日常生活でこのような場面に、心当たりはありませんか。

食べながらスマホ動画を見る、歩きながらのチャット返信、会議中に別作業など、いくつも同時にやりくりするマルチタスクの状態。また、上司との関係、仕事とプライベートのバランス、今後のキャリアへの不安など、あれこれと考えすぎてしまって頭の中はフル回転、思考がぐるぐる状態……。

これは、あなたに限ったことではなく、**誰もがマルチタスク&思考ぐるぐるな状況であり、大変な日々を過ごしています。**

一方、身の回りの生活環境や社会を見渡しても、

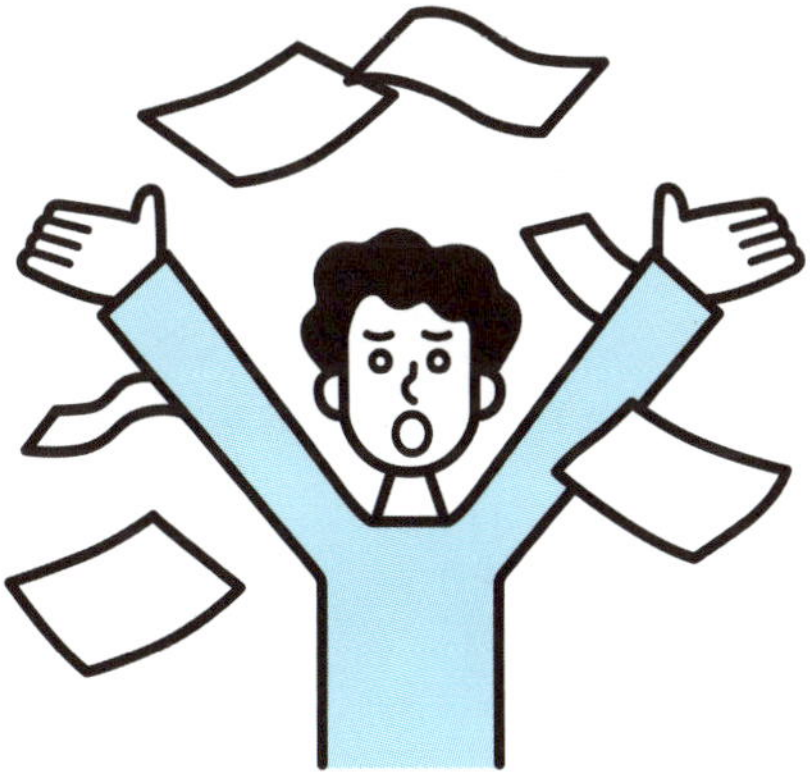

大変なことばかりです。

新型コロナウィルスをはじめ、気候変動や紛争、大規模な自然災害、事件・事故など想定外の出来事が日常的に起こっています。

私たちは大変、世の中も大変という、ダブルパンチでストレスフルな毎日を過ごしています。だからこそ、**一人ひとりがとにかくストレスを何とかしたい**と思っているのです。

ストレスの正体は「要因と反応の関係」にある

よく「ストレスがたまった」「ストレスでへこんだ」といいますが、あらためて「ストレス」とは、何でしょうか。

定義を調べると「外部から刺激を受けたときに身体の内部に生じる反応」とあります。医学や心理学では、外部からの刺激を「ストレス要因（ストレッサー）」、心身に生じる反応を「ストレス反応」と分類しており、あわせてストレスと呼んでいます。

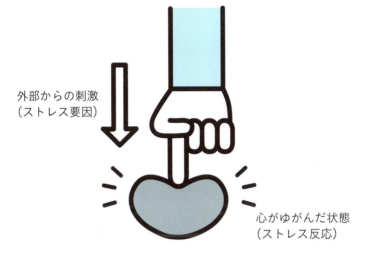

指でボールを押しているイラストであらわすと、イメージしやすいでしょう。

例えば、ストレス要因には、上司や同僚との人間関係、長時間の仕事、ハラスメントなどの仕事の要因もあれば、家族や友人との関係、経済的な不安や心配、子育て・介護の負荷など仕事以外の要因もあります。

また、ストレス反応は、頭痛、胃痛、肩・首まわりの緊張などの身体の反応から、不安や心配、気分の落ち込み、怒りやイライラなど心の反応、生活リズムの乱れ、暴飲暴食、食欲低下など行動の反応もあります。

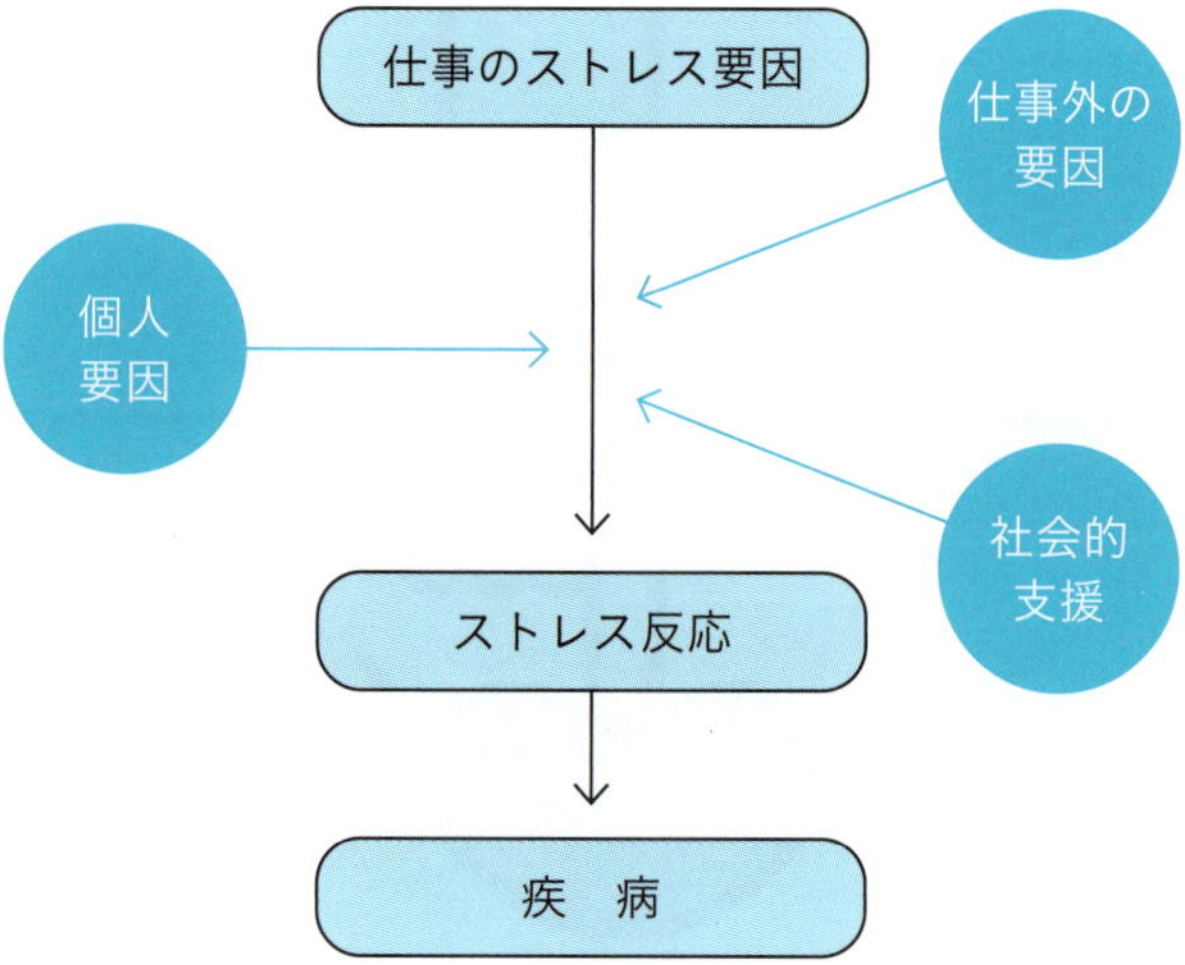

私自身の傾向では、スケジュールに追われる、睡眠時間が少ないといったことがストレス要因となりやすく、甘いものを食べたくなったり、一人になりたかったり、という行動面の反応が出やすいと自覚しています。

あなたにとってストレスを発生させやすい要因は何でしょうか。そして、どのような反応になりやすいのか、思い浮かべてみてください。

上記の図はストレス発生のメカニズムとして、職場のストレスチェックやメンタルヘルス研修で紹介されるものです。後に詳しく触れますが、要因と反応の関係を押さえておくのがポイントになります。

ストレスを要因と反応に分類し、自分自身の傾向を知ることで、単に「ストレスがたまっている」というピンボケした表現から、「仕事のプレッシャーによって、不安や心配という心の反応が出ている」というクッキリハッキリした表現をすることができるようになります。**ストレスの正体が具体的であればあるほど、適切に対処しやすくなっていく**のです。

それでは、いよいよ気持ちや心の状態を左右するマインドフルネスとストレスの関係性について見ていきましょう。

ストレスが減り、いろいろなことに動じなくなる

「マインドフルネス」と「ストレス」をそれぞれ理解したうえで、マインドフルネスとストレスの関係を2つのアプローチで見ていきましょう。ここまでくると、自分の気持ちを整える準備が整っていきます。

1　要因と反応に気づく

ストレスに対処するためには、結果に対する応急処置と原因に対する根本解決があり、「要因と反応に気づく」ことがポイントです。

たとえば、あなたがテレワークでのオンライン会議中に、自宅のWi-Fiが落ちてしまった場面を想像してみてください。

要因	評価判断	反応

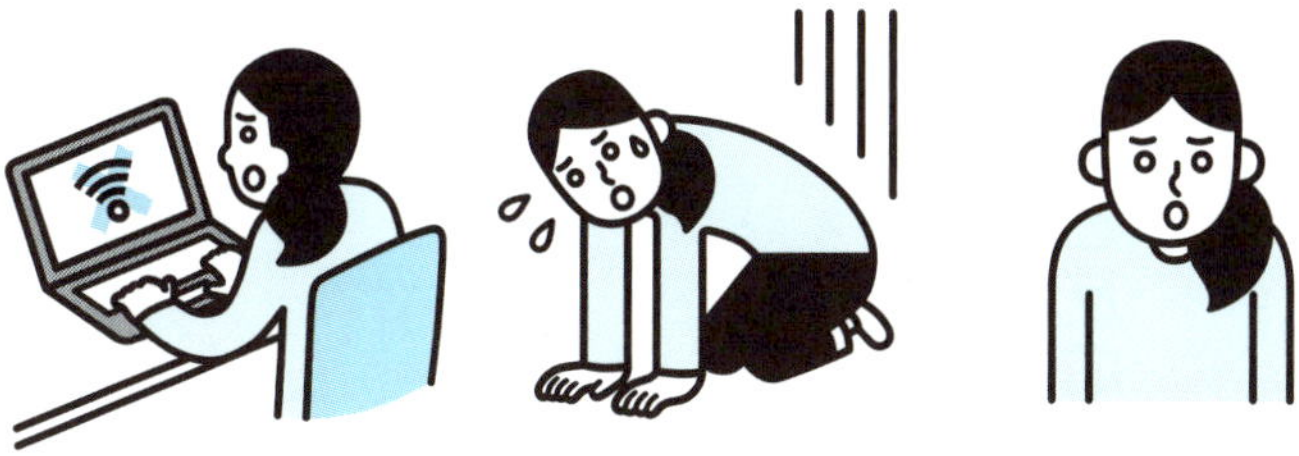

Wi-Fiが 落ちた	ヤバい もうダメだ……	身体：こわばる 心　：落ち着かず、 動揺する

〈応急処置〉
反応に気づき、深呼吸する

応急処置では、まず身体や心に起こっているストレス反応に気づくことが大事です。身体がこわばり、心は落ち着かず動揺しているという反応に気づきます。

その反応に気づいたら、その場でゆっくりと深呼吸してみましょう。何回か呼吸を繰り返すことで、少しずつ身体のこわばりがほぐれて、心の落ち着きを取り戻すことができ、反応は収まっていきます。

（根本解決）要因に気づき、対策する

根本解決では、要因に気づく、原因を特定することが肝心です。この例ではストレス要因（Wi-Fiが落ちた）はわかりやすいですが、同じような要因を発生させないように予防する、再発防止の対策をすることが必要です。

1つ目のアプローチでは、**ストレスの「反応に気づく」「要因に気づく」ために、今に注意を向けて気づく**ことが役立ちます。自分の身体や心の状態に気づけるよう、何かあるたびに「いまどういう状態？」を問いかけることは有効です。

一般的なストレス対処はこれで十分なのですが、もう1つのアプローチを見ていきましょう。

2 要因と反応の間に距離を置く

マインドフルネスを活かしてストレスに対処するには、「要因と反応の間に距離を置く」ことが効果的です。場所を離れる、一時的に時間を置く、苦手な人と距離を取るな

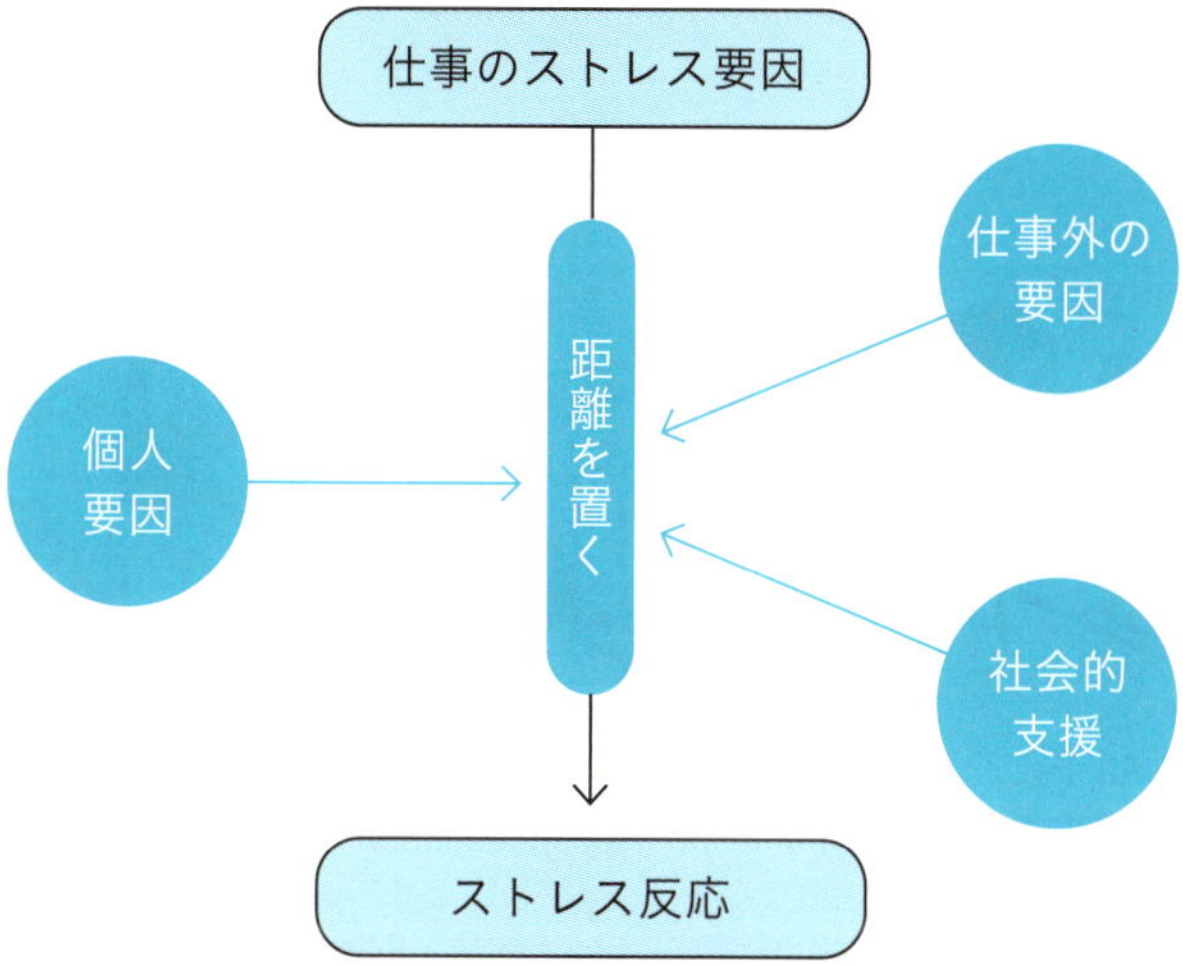

ど、物理的に距離を置くことに加えて、マインドフルネスの観点では**「認知的な距離」を置くことが重要**になります。

前述した定義にある「②評価判断なし」により、要因と反応の間に認知的な距離を置くことができるようになります。先ほどと同じ場面を例に、要因と反応の間に距離がない場合と、ある場合を比べてみましょう。

距離がない場合

マインドフルネスを実践したことがない方は、要因と反応の間に認知的な距離がなく、何かあった瞬間に、「ヤバい」「もうダメだ」という「評価判断あり」

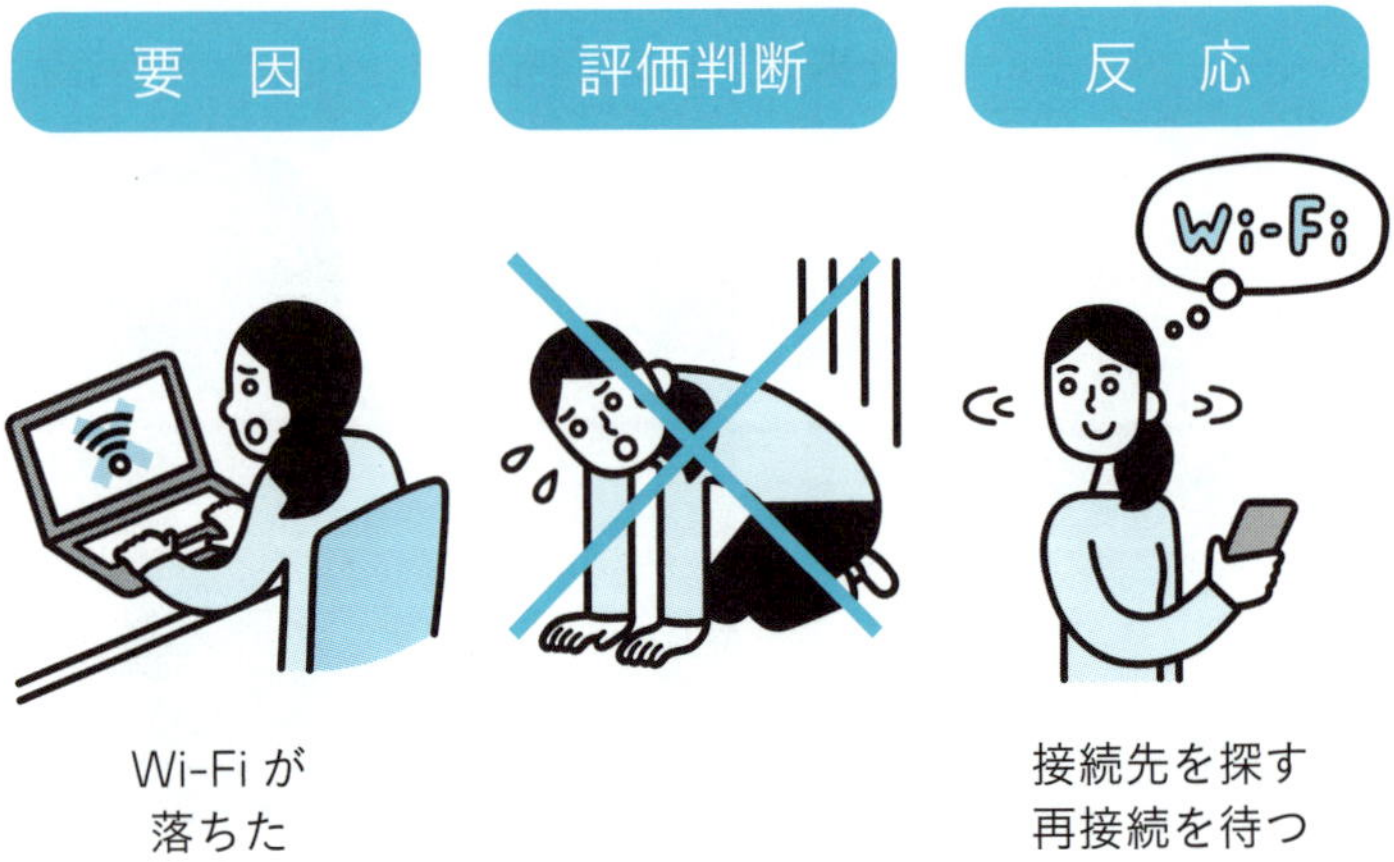

をしてしまい、そのまま条件反射的に反応してしまいます。

距離がある場合

マインドフルネスのベテラン実践者は、要因と反応の間に認知的な距離を置こうとします。何かあった瞬間でも、Wi-Fiが切れたという事実を冷静に受け止めたり、すぐに落ち着きを取り戻したり、「もうダメだ」という評価判断をしたことに気づき、それを手放して「評価判断なし」の状態へ戻ります。

ほかの接続先を探す、再接続を待つなど落ち着いた行動をすることができ、身体が緊張する、心が動揺する反応は起こりにくくなります。

2つ目のアプローチ「要因と反応の間に距離を置く」は、マインドフルネスを習慣的に続けていくことで徐々にできるようになります。評価判断なしでいようとすることで、目の前にある事象や物事の捉え方や見え方が変わっていき、ストレス反応が出にくくなる、ストレスと感じなくなることにつながっていきます。

マインドフルネスによってストレスが減るというのは、**じつはストレス要因そのものは減りません**。外部の刺激なので自分ではコントロールできないためです。ストレス要因や反応に対して気づき、**認知的距離を置くことで、ストレスとのつき合い方がうまくなり、結果としてストレス反応が減っていく**のです。

実際にやってみましょう

ここまで、知っているようで知らなかった「マインドフルネス」、日ごろ何気なく使っている「ストレス」について学んできました。

あなたの気持ちや心の状態に影響がありそうと思えてきたでしょうか。

それでは、これより**「1分で気持ちを整える」体験を実際にやってみましょう。**

ほとんどの方は「1分で整うの？」と疑問に思うかもしれません。もし、本当に1分で整うのであれば、仕事や生活のなかでも、やってみたいと思いませんか？

(before)ストレスを思い浮かべる

このタイミングで、お手元にノート、ペン、タイマーのご用意をお願いします。

ノートには、次の図のようなイラストを2つ描いてみてください。この図に書き込ん

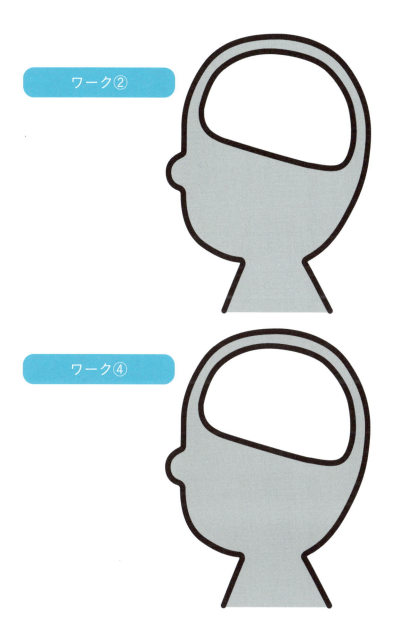

ワーク②

ワーク④

でも構いません。

ワーク①
「最近、あなたがストレスを感じた場面」を思い浮かべる

「仕事でこんな出来事があった」など、軽めのストレスを感じた場面を、できるだけリアルに思い起こしてみてください。重めのストレスを思い返すと反応が出てしまうので、軽めのもので大丈夫です。

タイマーで1分間をセットして、はじめましょう。

はい、ありがとうございました。いま、ストレスを思い浮かべた1分間を過ごしていただきました。あなたにとって、この1分間はどのような時間でしたか?

この1分間で、いろいろ思い出して余計なストレスがたまった、ストレスを感じると身体が冷えた、いま思い返すとそこまでストレスじゃなかったなど、何かしら体験されたことがあると思います。

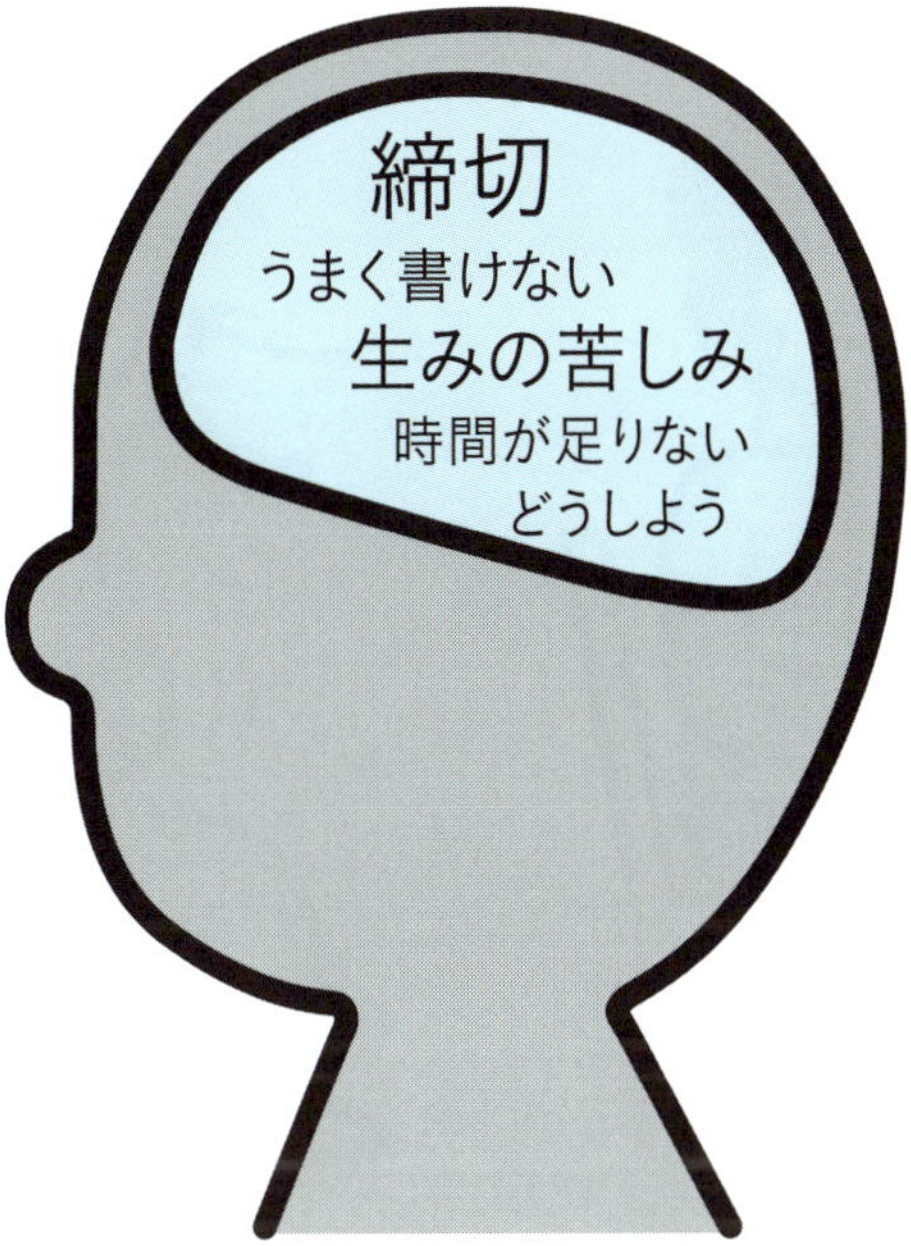
締切
うまく書けない
生みの苦しみ
時間が足りない
どうしよう

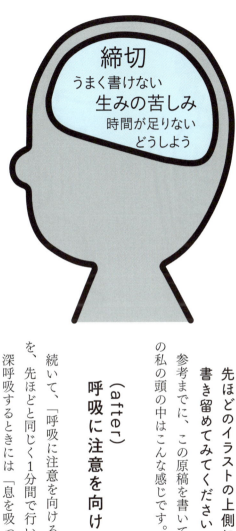

ワーク②

頭や心に思い浮かんできたことを一つひとつキーワードにして、先ほどのイラストの上側に書き留めてみてください

参考までに、この原稿を書いている時点の私の頭の中はこんな感じです。

呼吸に注意を向ける (after)

続いて、「呼吸に注意を向ける」ワークを、先ほどと同じく1分間で行います。

深呼吸するときには「息を吸って、吐いて」と言われることが多いですが、呼吸の漢字には「吐く、吸う」という意味があり、

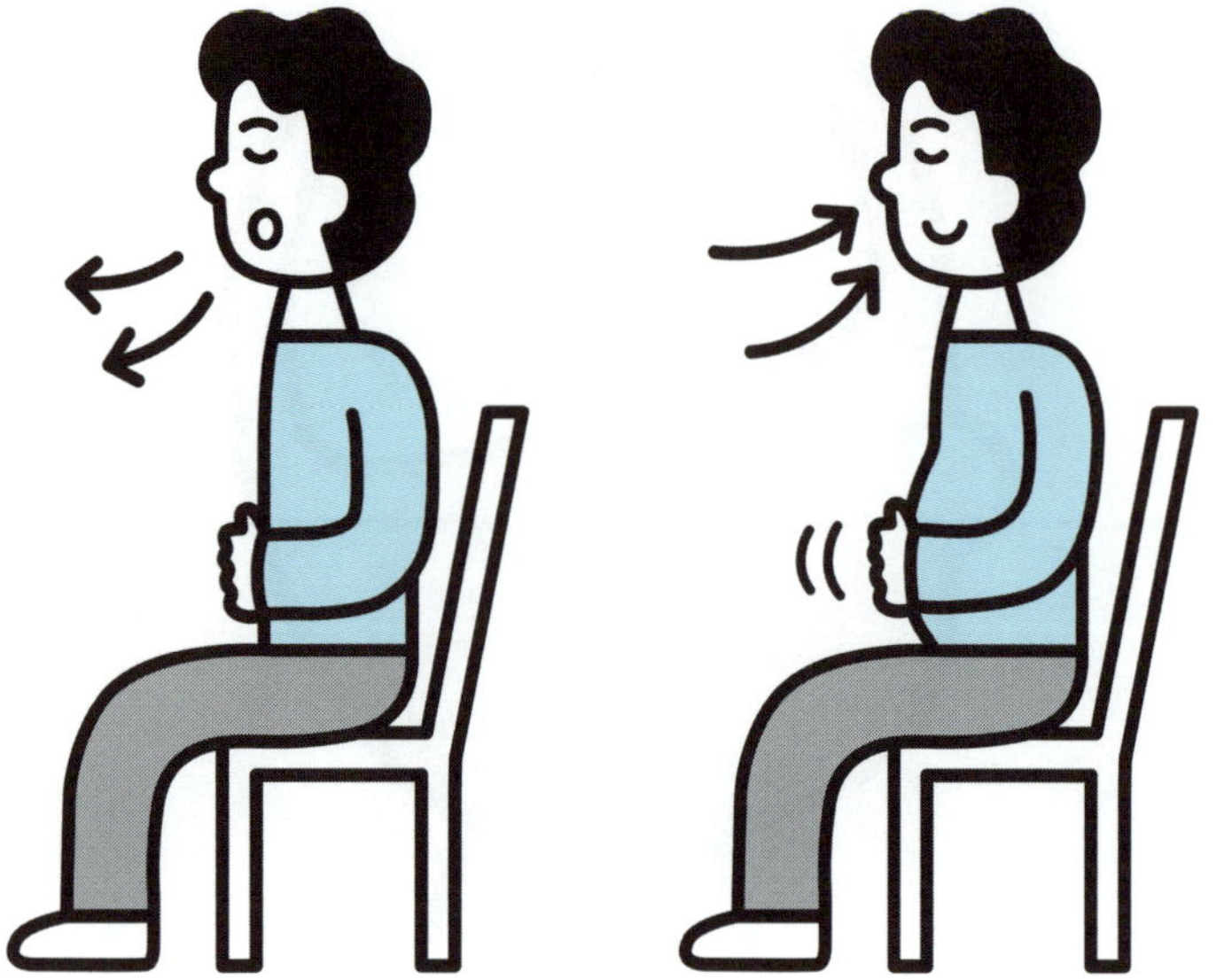

今回は吐くからやってみましょう。

ワーク③「ゆっくり深い呼吸」をしてみましょう

呼吸に注意を向けるやり方です。

1 イスに座ってリラックスします
2 口から息をふーっと吐く
3 鼻から息をすっと吸う
4 2、3を繰り返す

1分間をセットして、実際にやってみてください。

呼吸に注意を向けた時間を過ごしてみて、いかがだったでしょうか。

ワーク④
あなたの頭や心に思い浮かんできたことを、イラストの下側に書き留めてみてください

体験前後を比較する

ここまでに、「ストレスを思い浮かべる」「呼吸に注意を向ける」「頭や心に浮かんだことを書き留める」ことを体験しました。この4つのワークを通して、何を感じたでしょうか。

体験前と後の頭の中にあるキーワードを見比べて、何かしらの違いや変化があるかを少し振り返ってみましょう。決して何かを感じなくてはいけない、変わらなくてはいけないわけではありません。何も感じない、変わっていないということに気づくことも大切です。

あなたの頭の中のキーワードの数が減った、ネガティブな気持ちが薄くなった、スッキリしているなど、ポジティブな変化を少しでも感じられたのなら、「1分で気持ちが整った」といえるでしょう。

逆に、キーワードの数は変わらない、もしくは増えた、ぜんぜん違うことが思い浮かんだ、眠くなったなどの変化を感じたら、「1分で気持ちは整わなかった」といえます。

「気持ちを整える」とは

この4つのワークでは、いったい何が行われていたのか。ネタバレの図（p.60）を参考に、あなたの頭の中を整理していきます。

今回の「1分で気持ちを整える」体験では、次のワークを行っていました。

○ (before) 整っていない状態（心にストレス反応が生じている）から
○ (after) 整っている状態（心のストレス反応を落ち着かせる）へ

深呼吸を行うことは、医学的にいうと自律神経へ働きかけることになります。

自律神経とは、生きていくうえで必要な呼吸や心拍、消化・吸収など、休むことなく働き続けている神経で、緊張やストレスを感じたときに優位になる「交感神経」と、リラックスしているときに優位になる「副交感神経」があります。

ワーク①でストレスを思い浮かべると、呼吸は浅く速くなって交感神経が優位となり、自律神経のバランスが乱れてしまいます。ワーク③では深くゆったりした呼吸をすることで、酸素が脳や全身の細胞に行き届いて血行もよくなり、乱れた自律神経のバランスを調整して、ストレス反応を落ち着かせることにつながります。

自律神経に対しては直接コントロールできないのですが、呼吸は自分の意識でコントロールできるものです。ストレスを感じて気持ちを整えたいときには深呼吸する、呼吸に注意を向けることがポイントとなります。

また、「整う」「整える」という、2つの言葉も整理してみましょう。

○ 整うのは、自然と整っているという「状態（being）」

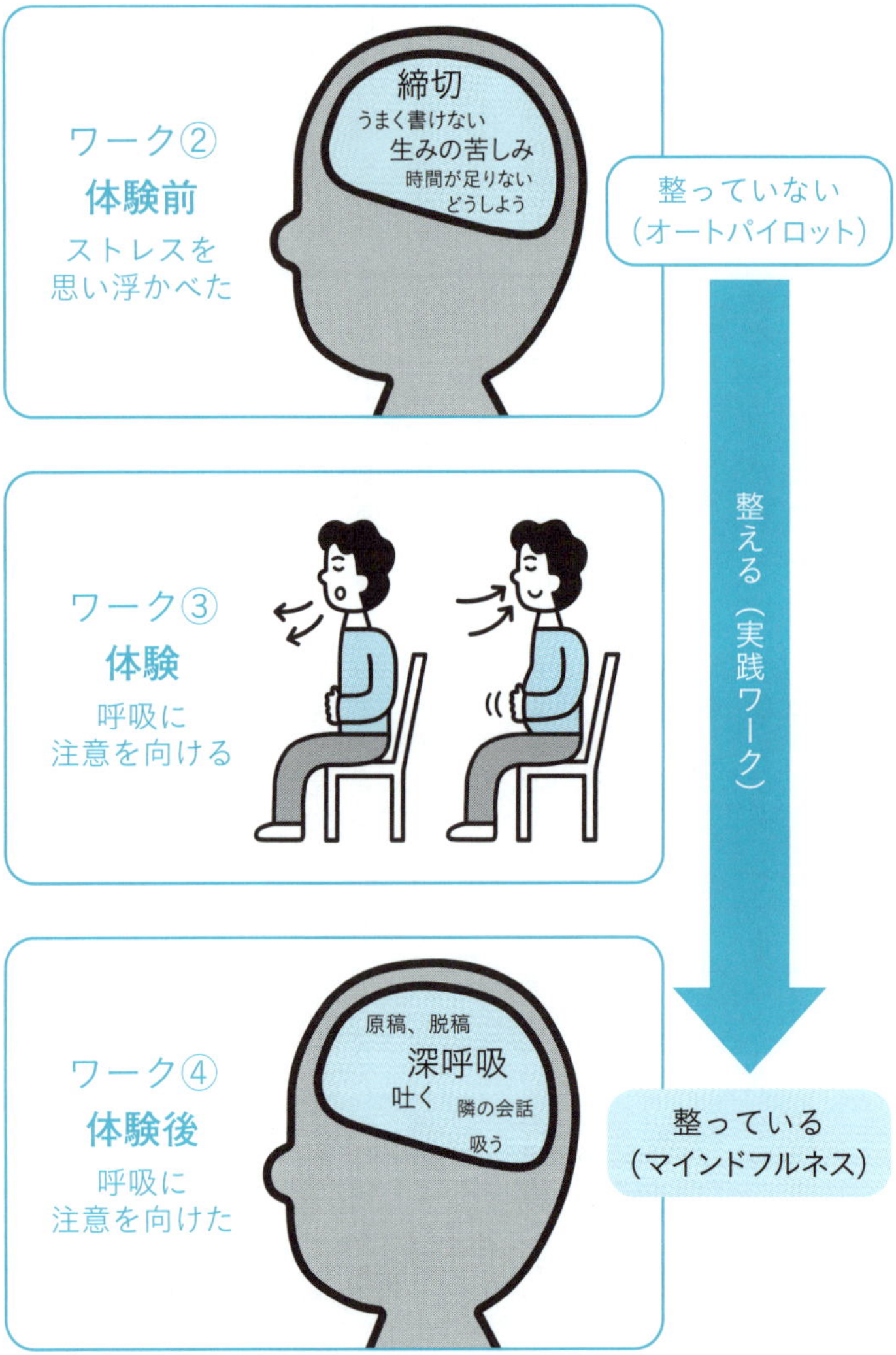
ワーク②
体験前
ストレスを
思い浮かべた
締切
うまく書けない
生みの苦しみ
時間が足りない
どうしよう
整っていない
（オートパイロット）
整える（実践ワーク）
ワーク③
体験
呼吸に
注意を向ける
ワーク④
体験後
呼吸に
注意を向けた
原稿、脱稿
深呼吸
吐く
隣の会話
吸う
整っている
（マインドフルネス）

○ 整えるのは、自ら意図をもって整っている状態になるような「行為（doing）」

「気持ちが整う」というのは、あくまで状態なので、100パーセント整っているかどうかはそのときの状況や体調次第で保証できるものではありません。一方、「気持ちを整える」のは行為なので、1分でも3分でも行うことができます。

私の解釈になりますが「**気持ちを整える」とは、いまの自分の気持ちの状態に気づき、気持ちを整えようとする小さな試み**です。

あなたの気持ちが整うかどうかは、この小さな試みを仕事や日常生活のなかで取り組めるかどうかにかかっています。ふとした瞬間に少しずつでも取り組むことができれば、過ごし方が変わっていく、よりよい毎日に変わっていくことでしょう。

第1章のまとめ

○ マインドフルネスとは、いまここに注意を向けて、気づいている状態です。目の前にあるものに対して注意を向けることで、気づきを高めることができます。注意を向ける実践ワークはいくつもあり、心が安定するなどさまざまなメリットがあります。

○ マインドフルネスによってストレスを減らすには、「要因と反応に気づく」「要因と反応の間に距離を置く」の2つのアプローチがあります。どちらも気づくことで対処することができます。

○ 気持ちを整えるとは、いま感じている気持ちに気づいて、整えようとする小さな試みです。1分でも行うことができ、少しずつ仕事や生活に取り入れることができます。

COLUMN 1

世界で有名な
マインドフルネス・プログラム

マインドフルネスをもっと知りたい、深めて学びたいという方には、国内外で展開されている2つのプログラムがおすすめです。私自身、マインドフルネスをはじめて学んだのは、2014年秋にサーチ・インサイド・ユアセルフが日本初開催されたときでした。

● マインドフルネス・ストレス低減法（MBSR）

マサチューセッツ大学のジョン・カバットジン博士が、医療や対人支援者に向けて、坐禅とヨガを取り入れた8週間プログラムを開発しました。

毎日1時間の実践や実習に約2か月間しっかりと取り組むことで、要因と反応に気づけるようになる、要因と反応の間に距離を置けるようになり、心理的ストレスの低減につながります。

『マインドフルネスストレス低減法』J・カバットジン著／北大路書房

● サーチ・インサイド・ユアセルフ（SIY）

元Googleのエンジニアであったチャディー・メン・タン氏が、マインドフルネスに基づいたリーダーのためのエモーショナルインテリジェンス（EI）を統合したプログラムを開発しました。計14時間のワークショップと28日間の実践サポートのプログラムで、自己認識、自己管理、モチベーション、共感、リーダーシップという6つのステップで構成されています。

日本でもビジネスパーソンを中心に受講者がおり、次世代リーダー育成やマネジメント層向けの研修プログラムとして導入している企業も数多くあります。

『サーチ・インサイド・ユアセルフ』チャディー・メン・タン著／英治出版

第2章

1日10分で
毎日が好転する

さまざまな実践ワークがもたらす効能

マインドフルネスという小さな試みを、毎日どれくらい取り組めそうでしょうか。

「毎日30分欠かさずに、続けてやりましょう！」と言われたら、「はい、無理です……」となりますよね。

「最初は1日に数分程度、慣れてきたら1日10分くらい」と言われたら、「それなら、大丈夫そう」と思えるかもしれません。

効果を実感するには「1日合計で10分、約2～3か月続けていくのが目安」となりますが、多くの人は1日10分も時間をとるのは難しいと感じることでしょう。

第2章では、1日10分を実践していけるイメージを持てるように、代表的なマインドフルネスの実践ワーク、とある1日でのおすすめの活用事例をあわせて紹介しています。

このタイミングなら、このシーンなら実践できそうと思えるようだったら、いつでもどこでもマインドフルネスのスタートラインに立ったも同然です。

まず、代表的なマインドフルネス瞑想をはじめ、一つひとつの実践ワークごとに、具体的なやり方の説明やワンポイント・アドバイス、効果などを見ていきます。

毎日少しずつ取り組むのがいいと思っていても、マインドフルネス瞑想だけを続けるのは、正直飽きてしまうかもしれません。その日の気分や体調に合わせて、さまざまな実践ワークを使い分けることで、1日数分ずつコツコツと続けていくことができます。**どのワークもかんたんで取り入れやすく、数分間で行える**ものです。いくつかの短いワークを組み合わせて1日合計10分にするのもOKです。

しっくりこないワークは無理にやらなくても構いませんので、できるところからやっていきましょう。

1 マインドフルネス瞑想で、いまここの「状態」に気づく

「マインドフルネス瞑想」とは、呼吸に注意を向けるワークです。よく実践している人が「マインドフルネスをする」というのは、このワークを指すことが多く、呼吸瞑想や集中瞑想と言う人もいます。

いわゆる瞑想や呼吸法にはさまざまな種類や方法があり、そのなかでも、**マインドフルネス瞑想は、誰にとっても取り組みやすくなじみやすいもの**です。坐禅のようなお作法はなく、やろうと思えばすぐにできるからです。

いろいろある実践ワークのなかでは、マインドフルネス瞑想は基礎となるワークです。呼吸に注意を向けることで、**自分の注意がどこにあるのかという注意力をコントロールする力が身につき**、一呼吸や三呼吸、ほかの実践ワークへ応用していくことができます。

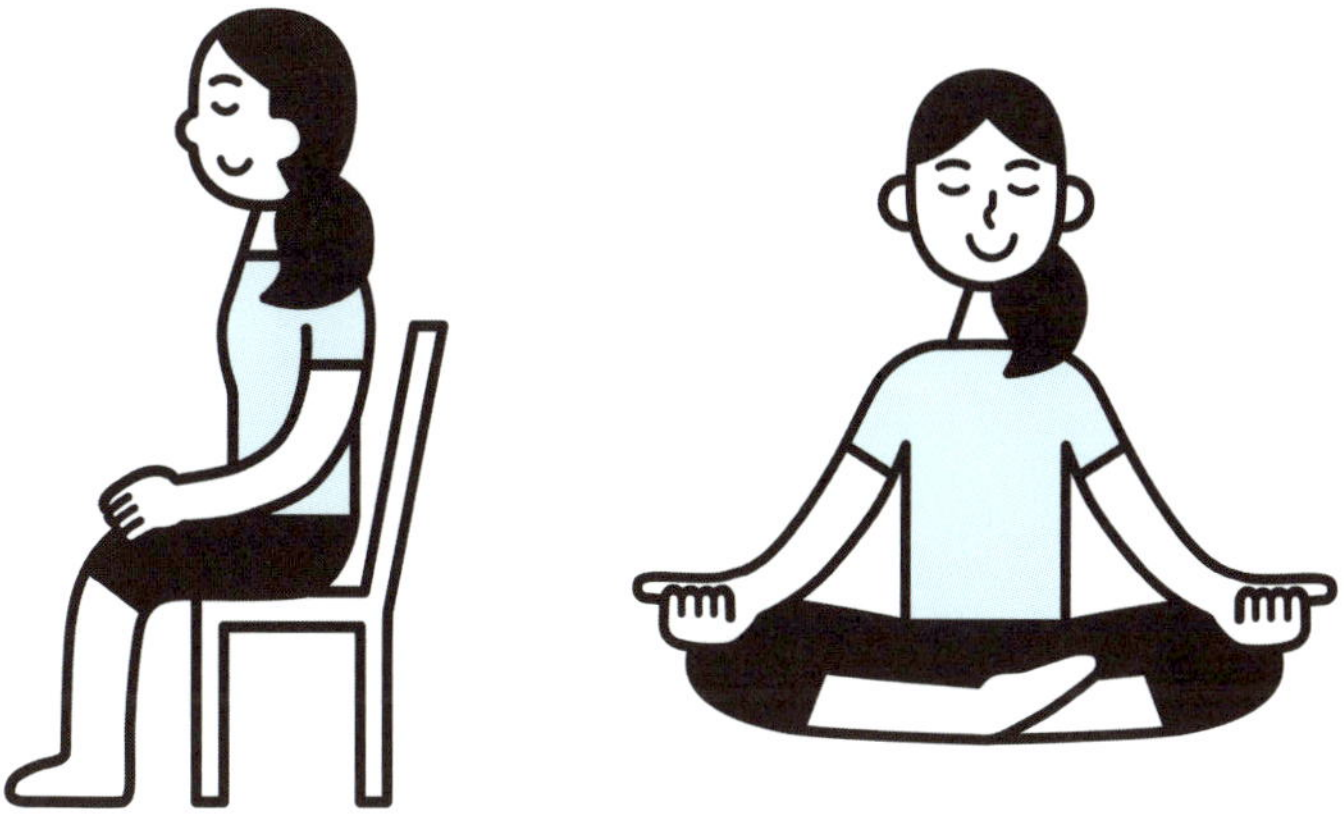

やり方（座る姿勢）

マインドフルネス瞑想での姿勢は、呼吸をしやすい姿勢でイスに座ります。

下半身はしっかりと安定、上半身はリラックスした姿勢をつくっていきましょう。イスに座る以外に、ヨガマットなどにあぐらでも大丈夫です。

下半身はしっかりと安定

イスに座る場合、足裏を床につき、お尻と両足の3点でしっかりと支えます。背もたれに寄りかからず、座面の浅めに座ると安定しやすくなります。あぐらでは、お尻の下に座布団やクッションを敷いて高さをだすと、腰を痛めずに座りやすくなります。

上半身はリラックス

呼吸しやすくリラックスできるように、首や肩まわりを2、3回ほどまわしてほぐしていきます。背筋を伸ばして、腕はだらりと力を抜いて、手は足の付け根あたりにおくとよいでしょう。

目は閉じても開けていても、どちらでも構いません。目を開けていると気が散りそうでしたら、まぶたを軽く閉じる程度に。寝不足で目を閉じると寝てしまいそうな場合は開けていてください。

呼吸は鼻から吸って、鼻から吐くことをおすすめしています。鼻がつまっているとか、のどが痛いなど、ご自身の体調に合わせて、調整しながらやってみてください。

やり方

「マインドフルネス瞑想」は1回あたり3～5分を目安に行います。

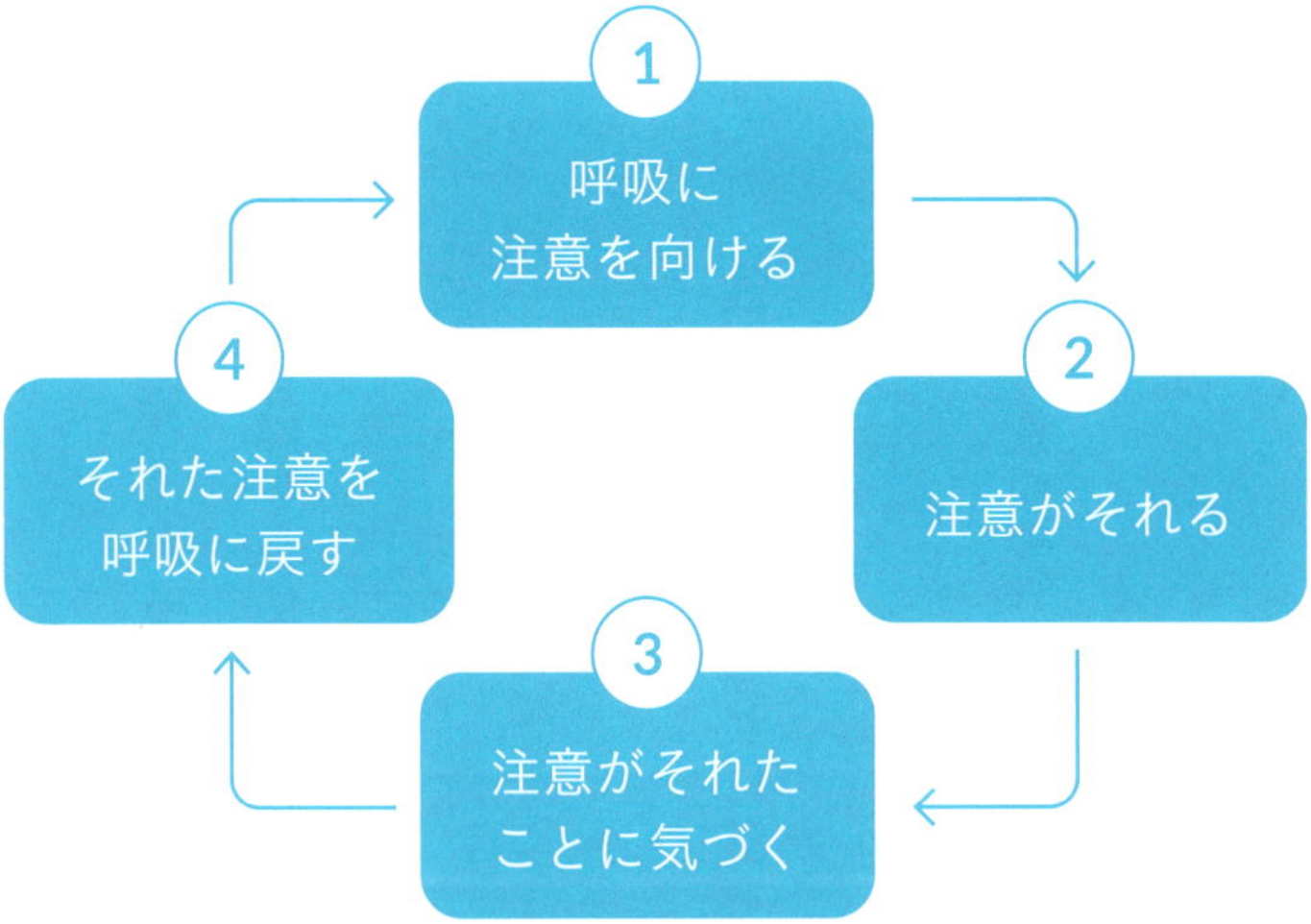

基本的なやり方は、この図のように4ステップあり、①から④までをぐるぐると繰り返していきます。ステップごとに見ていきましょう。

1 呼吸に注意を向ける

私たちは自律神経の働きによって、ふだんは無意識に呼吸しています。その無意識になっている呼吸に対して意識する、注意を向けることからスタートします。呼吸の注意の向け方には、人それぞれに向けやすいやり方があるでしょう。

例えば、息を吐いて吸っての「呼吸の動作」、空気が鼻から入って鼻から出ていく「空気の流れ」、胸やお腹のふくらみや縮みの「身体の伸縮」など、**あなたにとって呼**

吸に注意を向けやすいやり方で行います。

2　注意がそれる

ほとんどの人は呼吸に注意を向けてわずか数秒後には、呼吸から注意がそれてしまう状態になります。あえて注意をそらすのではなく、注意はそれてしまうものです。例えば、空調の音が気になったり、メール返信を思い出したり。お腹が空いた、眠いなど、頭や心に思い浮かんでくることも含みます。この状態を「雑念がわく」ともいいます。

3　注意がそれたことに気づく

4つのステップのうち、一番のポイントが「注意がそれたことに気づく」ことです。空調の音が気になった、メール返信しなきゃと気がそれていた、もしかすると寝ていたかも……など、注意が呼吸からそれていたことに気づけるかどうかです。

注意がそれてはダメだと決めつけずに、注意がそれていたという状態に気づけることが重要です。気づくことができれば対処することができますが、それたことに気づけないと「2 注意がそれる」という状態に留まったままになります。

4 それた注意を呼吸に戻す

3で注意がそれたことに気づいて、それた注意を呼吸に戻します。それた注意を戻すのも、人それぞれにやりやすい方法で構いません。例えば、吐く息とともにふーっとする、いったん脇に置いておくなど、自分なりに試してみてください。頭や心に浮かんだことを無理やりに消そうとか、急に戻さなきゃいけないと力まずに、そっと呼吸に戻しておこうかなという程度で大丈夫です。

この4つのステップを3～5分程度、繰り返して続けていきます。

ワンポイント・アドバイス

マインドフルネス瞑想は「脳や心の筋トレ」とも言われています。呼吸に注意を向ける、それる、戻すというのが重たいダンベルを持って筋トレをしているイメージと同じだからです。

筋トレは、多少の負荷をかけながら筋肉の伸縮運動によって鍛えていきます。ダンベルをずっと持ちっぱなしのままでは筋トレになりません。行ったり来たりする伸縮運動によって筋肉が発達していきます。

ダンベルを呼吸への注意と見立てると、それて戻す、それて戻すという反復によって伸縮運動になります。注意がそれるのはＮＧではなく、むしろＯＫな気持ちで、脳や心の筋トレをやっていきましょう。

もう１つのポイントは、**とにかくコツコツと続けていくこと**です。

はじめたころはこれで合っているのかなと正解を求めたり、ぜんぜんできなかったと自分に対してダメ出ししたり……これは実践者の誰もが感じてきたことです。私自身も「呼吸に注意を向けるって何？」と考えていたり、頭の中でずっと曲が流れていたりしたこともありました。（いまでもあります）。

また、このまま続けても意味があるかなと疑問に思う方もいらっしゃるでしょう。ですが、筋トレと同じく、やればやるほど徐々に効果を感じられるようになるので、無理せずにやってみてください。

効果

自分の「注意の向き先」と、注意が向いた先の「状態」に気づくことができます。

まず、やり方の「1呼吸に注意を向ける」「3注意がそれたことに気づく」を繰り返していくことで、自分の注意がどこにあるのかを追えるようになっていきます。

そして、マインドフルネスの意義でも触れた通り、**注意の向き先にピントを合わせてフォーカスすることで、目の前のことがクッキリハッキリと見えて、「いまどういう状態か」という気づきが増えていくのが本質的な効果**です。

また、呼吸に注意を向けること自体の効果もあります。第1章の「1分で気持ちを整える」にあったように、自律神経へ働きかけることによって、副交感神経が優位になり、身体や心の反応を落ち着かせることができます。

2

ボディスキャンで、身体の「ストレス」に気づく

「ボディスキャン」とは、身体に注意を向けるワークです。身体の部位ごとに注意を向けて、**身体の反応や違和感を観察していきます。**

具体的には、つむじ、おでこ、手のひら、かかとなど、頭のてっぺんから足元のつま先まで一つひとつの部位ごとに、自分の手がその部位に触れるような感覚で見ていきます

1つの部位はだいたい10秒程度で、次の部位、次の部位へと注意をずらしていきます。自分の身体をCTスキャン（コンピュータ断層撮影）するようなイメージです。

やり方

ボディスキャンは1回あたり約10分を目安に行います。手順は3つあります。

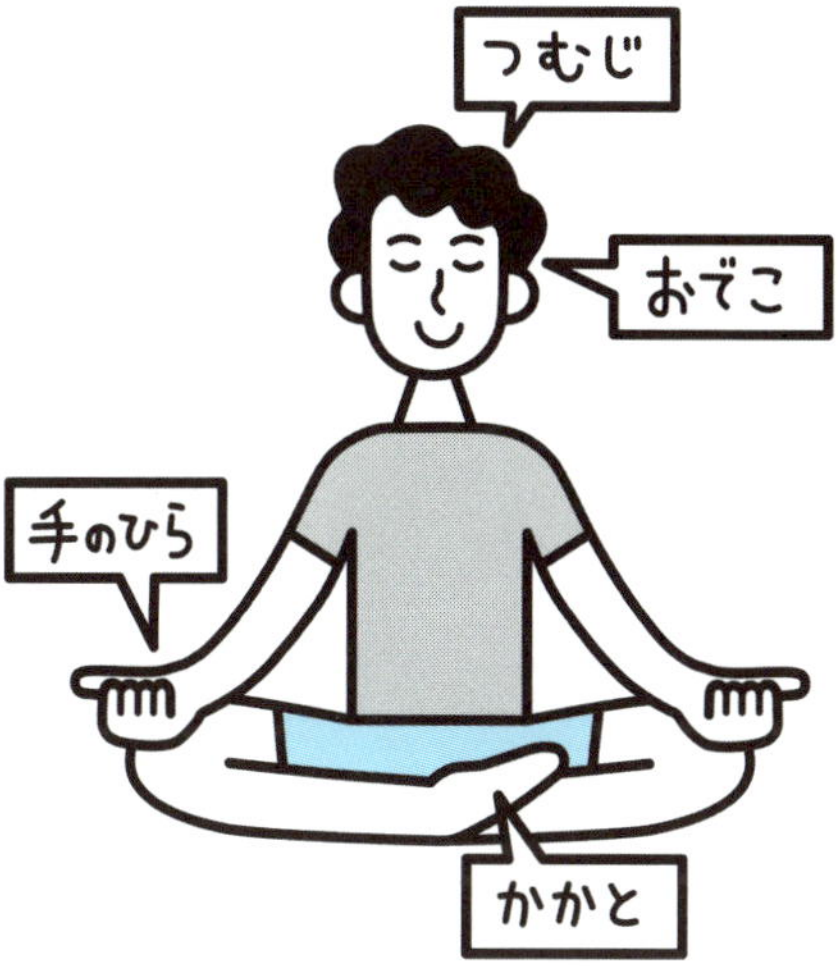

1 特定の部位に手を触れたような感覚で観察する

例えば「おでこ」に注意を向けるとき、自分の手が触れたような感覚をもって、「私のおでこは、いまどういう状態かな?」と見ていきます。力んでいるとダメ、ゆるんでいるのがいい、などと決めつけずに、注意を向けている部位の状態を観察していきます。

2 注意が向きやすい、向きにくい部位があっても構わない

よく手に触れる部位、とくに顔まわりは

注意が向きやすいですが、首や肩が凝りすぎたり、下半身が冷えたりしていると、注意が向かない部位もあり得ます。

注意が向いたらOK、注意が向かないとダメといった評価判断をしないで、「身体に注意を向けてみよう」という姿勢でやっていきます。何の感覚もない場合には「その部位には、いま何の感覚もない」と受け取ります。

3 座る姿勢は、マインドフルネス瞑想と同じ

座る姿勢、または仰向けになってリラックスした姿勢で行う方法もあります。

ワンポイント・アドバイス

マインドフルネス瞑想の注意の向き先は「呼吸」でしたが、ボディスキャンでは「身体の部位」のみです。注意の向き先が身体と呼吸と2つあるとマルチタスク状態になってしまうため、**ボディスキャンでは、身体にピントを合わせてフォーカスします**

また、ワーク中は全身をスキャンしなくても問題ありません。顔だけ（フェイススキャン）や気になる部位だけでも効果はあります。緊張しているときはお腹まわり、目

が疲れているときは目のまわりをスキャンすることで、身体の声を聴くことができます。

効果

身体が緊張している、胃が痛いなど「身体に生じているストレス反応」に気づくことができます。ボディスキャンをすればいきなり体調がよくなる、といった万能薬ではありませんが、**ストレス反応に合わせて適切な対処ができるようになる**でしょう。

身体はじつに正直です。身体からのアラートに気づかないままだと、ストレス反応をため込んでしまい、急に体調を崩したり、不調が長引いてしまったりしてしまいます。アラートに気づくことができると、早めに休むとか身体を労わるなど、体調に応じた対処ができるようになり、心身の調子を保つことに役立ちます。

また、五感の感度が高まる効果もあります。ストレスや疲れの影響で鈍ってしまった感覚を、ボディスキャンをすることで**本来持っている五感を取り戻し、日常生活にある景色や音色、香りなど全身で満喫することができる**でしょう。

3

ジャーナリングで、自分の「本音」に気づく

「ジャーナリング」とは、手書きすることで「内面」に注意を向けるワークです。別名「書く瞑想」とも呼ばれています。

私たちの生活では、スマホやPC、タブレットなどのデバイスを使うことに慣れていますが、このワークでは、デバイスは使わずに**紙（コピー用紙やノートなど）とペンを用意して、手書きをします。**プレッシャーがかかったとき、頭の中がモヤモヤしたとき、自分と向き合いたいときなどに、このワークを実践される方は多くいます。

やり方

ジャーナリングは1回あたり3〜5分を目安に行い、手順は4つになります。

1 テーマを設定する

いきなり書きはじめるのは難しいので、「いま感じていることは？」などの問いやテーマを設定し、思い浮かんできたことを書きはじめていきます。

2 頭で考えず、手を動かす

頭や心に浮かんできたことをそのまま実況中継するイメージで、頭で考えずに、手を動かしていきます。雑念がわいたり、テーマから脱線したりしても構いません。手が疲れたと思うときは「手が疲れた」、何も書くことが思い浮かばないときは「書くことが思い浮かばない」と書きます。

3 誤字や脱字、字が汚いなど気にしない

漢字がわからない、字が汚くて自分でも読めない、といったことは十分にあり得ます。それも気にせずに、手を動かすのをやめずに、ひたすら書き続けていきます。

4 ワークのあと、書いたものを読み返す

3〜5分経ったら、手書きしたものを30秒程度で読み返します。読み返すことで「これが気になっていた」など気持ちの整理や振り返りにつながっていきます。

ワンポイント・アドバイス

「ジャーナリングはスマホやPCでも大丈夫でしょうか?」と質問を受けることがありますが、もちろんタイピングでも大丈夫です。**手書きが推奨されているのは、タイピングよりも手書きする動きのほうが複合的であり、脳がより刺激されるから**です。

このワークを気に入った方は、ジャーナリング専用ノートを用意してみてください。1ページに今日の意図やいまの気持ち、感謝など書き込むことで、日記とはひと味違った実践になっていくでしょう。

効果

手でアウトプットしたものを目でインプットすることで、自分の「本音」に気づくことができます。**紙に思考や感情を書き出して自分との距離を置くことができ、客観的・俯瞰的な視点でとらえて、内面にある本音に気づきやすくなります。**

例えば、テーマに「イラっとしたことは?」「本当はどうしたかったのか?」などを設定し、何度か書き続けることによって、怒った気持ちの背景にある価値観や想いを知ることができます。自分でも思いがけない気づきを得られるおもしろさがあります。

また、**自宅や職場でも取り組みやすく習慣化につながりやすい**のも効果の1つです。マインドフルネス瞑想だと周囲の目を気にしてやりにくいと感じる人でも、ジャーナリングではノートに書き込んでいる姿なので気にならなくなります。ノートに書き込むと形に残るため、習慣化しやすいという人もいます。

4

ラベリングで、頭や心の「反応」に気づく

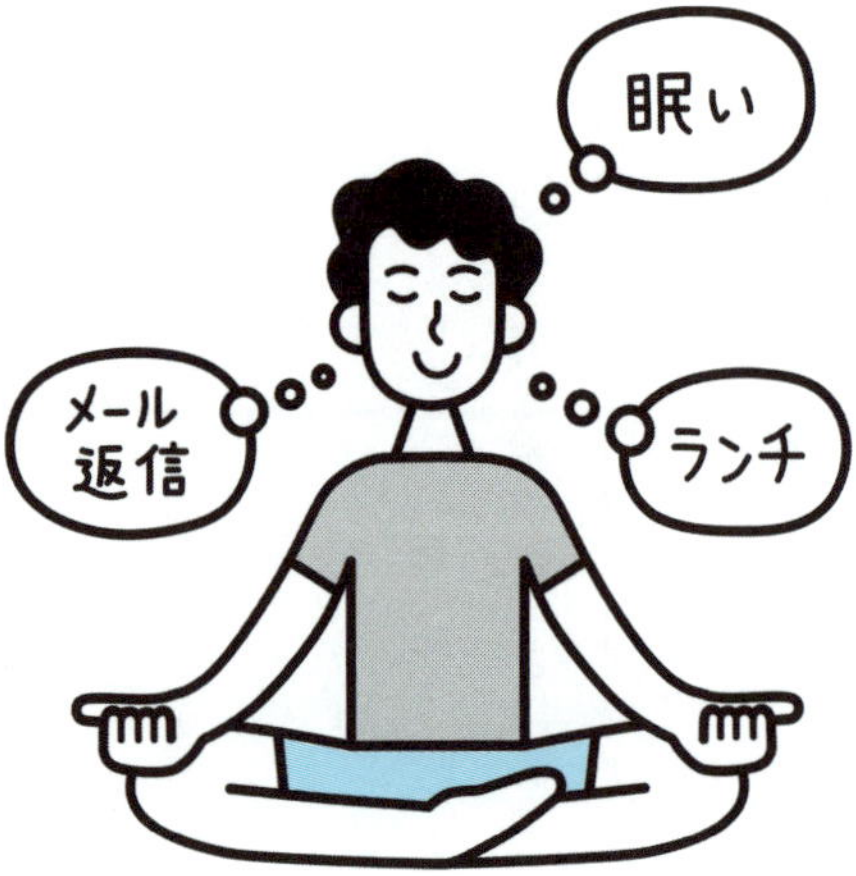

「ラベリング」とは、注意が向いていることを言語化するワークです。いまここに起こっていることに対する気づきの力を高める手法の一つです。

注意を向けて言語化するとは、このようなイメージです。例えば、いま頭や心の中に「メール返信しなきゃ」「ランチは何を食べようかな」「眠くなってきた」などいろいろと思い浮かんできたことに対して、「メール返信」「ランチ」「眠い」とキーワードにしていきます。

この図のように、頭や心の中にキーワードを書いた付箋を貼っていく、注意の向き先にラベルづけしていくので、ラベリングという名前がついています。

第1章の「実際にやってみましょう」の体験ワークを思い出してみてください。頭や心に思い浮かんできたことを書き込んだことと似ています。**ラベリングでは紙に書き出さずに、頭の中でキーワード化していきます。**

やり方

ラベリングは、約5分間を目安に行います。3つの手順を見ていきましょう。

1 注意の向き先をキーワード化する

最初は呼吸に注意を向けて、雑念がわいて注意がそれたところからスタートです。

例えば、取引先からのメールを思い出して、すぐにメール返信しないといけないとソワソワしたり、返信する内容を考えたりしています。

注意の向き先を「メール返信」とキーワードにして、頭や心の中にペタっと貼ります。

ラベルを貼るイメージは人それぞれで、ホワイトボードに貼りつける、「メール返信」「メール返信」と心の中で唱えるなどがあります。

2　1からそれた先に注意を向けてキーワード化する

ふとした瞬間に「メール返信」から別なことに注意がそれました。呼吸に注意を向けていたら、呼吸から注意がそれることと同じです。

ランチタイムなので、「お腹が空いたなあ」「ランチは何を食べようかな」「ハンバーグがいいかな」と、連想ゲームのように思い浮かぶことをキーワードにしていきます。ざっくりと「ランチ」としてもいいですし、「お腹空いた」「ハンバーグ」など、とくに注意が向いていることをラベルづけするといいでしょう。

「ランチ」の次、「昨夜、つい夜更かししちゃって、今日は寝不足。眠いなあ」と思い浮かんできたら、「眠い」「寝不足」とラベリングします。「眠い」「眠い」と唱えていたら、また、最初に出てきた「メール返信」のことが気になってきました。一度に限らず何度か出てくることもよくあります。

ラベリングをしていると、頭や心の中にキーワードがたまっていきます。「いろいろ気になっていることがあるなあ」「とくに『メール返信』のことが気になっていたのか」と、まるで他人事のようにとらえていきます。

3 座る姿勢は、マインドフルネス瞑想と同じ

ワンポイント・アドバイス

ラベリングでは、注意の向き先が何かを思い浮かぶたびに、意識が行ったり来たりとそれっぱなしになるので、**特定の対象に注意を戻さなくてもいい**のがポイントです。

自分の注意がどこにあるのかという注意力には、次の2種類があります。

○ 注意力　　：意図した対象に注意を向け、しっかり集中する能力
○ メタ注意力：注意自体への注意。注意がそれたことに気づく能力

マインドフルネス瞑想やボディスキャンは前者の注意力、ジャーナリングやラベリングは後者のメタ注意力をトレーニングすることができます。

効果

ボディスキャンでは身体のストレス反応に気づくことに対して、ラベリングは頭ぐるぐる状態やモヤモヤなど、「頭や心の反応」に気づくことができます。

あれこれと浮かび上がっている雑念を一つひとつ言語化することで、思考や感情を客観的にとらえて、自分との距離を置くことができます。それによって、**頭ぐるぐる状態が止まったり、モヤモヤが晴れてきたりします。**

また、仕事では会議でのファシリテーションで役立つ場面もあります。会議ではいくつも注意の向き先があり、一人ひとりの参加者の反応や会議全体にも注意を払う必要があります。議論の流れを俯瞰的に把握する、発言内容をとりまとめる、時間管理するなど、一歩引いた観察力を身につけることで、スムーズな議事進行をすることができます。

5

マインドフル・リスニングで、相手の「関心」に気づく

「マインドフル・リスニング」とは、話を聴くことに注意を向けるワークです。

話を聴くことに注意を向けるとは、何をもってしっかりと聴いたことになるでしょうか。幼いころから今に至るまで何度となく、人の話を聴くことの大切さを耳にしてきましたが、しっかりとした聴き方を教えてもらったことはないかもしれません。

家族や友だち、同僚との会話で「あなたは私の話をぜんぜん聴いていない」と言われたことに心当たりある方は、マインドフル・リスニングを試してみてください。

やり方

マインドフル・リスニングの練習では、２人組になって合計10分を目安に行います。聴き手と話し手の役割ごとに5分ずつ、このようなロールプレイで行います。

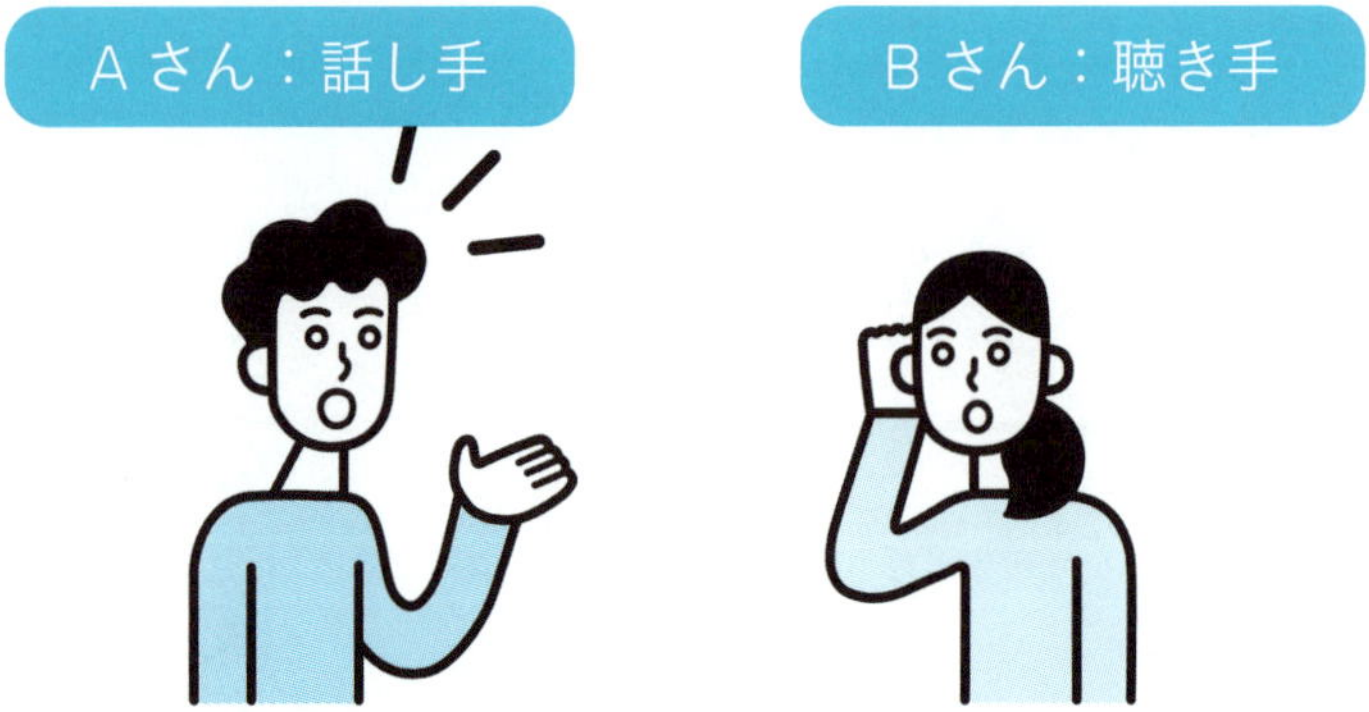

最初の5分間：Aさん（話し手）、Bさん（聴き手）
↓役割交換
次の5分間：Aさん（聴き手）、Bさん（話し手）

まずAさんは話し手として、例えば「マイブーム」や「いま、気になっていること」などをテーマに、Bさんが聴き取りやすいように話をします。

1　目の前にいる人の話を聴くことに注意を向ける

Bさんは聴き手で、マインドフル・リスニングをする役割です。Aさんの話を聴くときはメモをとらずに、話を聴くことに注意を向けます。相づち、うなずきはOKです。

2　話を聴くことから注意がそれる

話を聴いているはずですが、注意はそれてしまいます。Aさんの話に質問したくなったり、自分の話をしたいと思ったり、雑念がわいてきます。

3　注意がそれたことに気づいて、話を聴くことに注意を戻す

聴くことから注意がそれていることに気づいて、話を聴くことに注意を戻します。しっかりと聴く態度で、話の内容や話している人の気持ちを受け止めていきます。

ワンポイント・アドバイス

人の話をしっかり聴くとは、マインドフルネスの定義に沿うと、**「聴こうという意図をもって、聴き手の評価判断を入れずに、話を聴くことに注意を向ける」**ことです。

話の内容を含めて、以下の3つのポイントを意識して聴くことを心がけると、話し手が聴き手に対して「私の話をしっかりと聴いてくれた」と感じるようになります。

- ○ 話の内容（誰が、いつ、何をしたなど）
- ○ 気持ちや感情（話し手の表情や仕草など）
- ○ 相手の存在（目の前に話し手がいると認識すること）

効果

仕事での会議やプライベートの会話で、相手の「関心」に気づくことができます。しっかりと話を聴こうとすることで、相手が何に関心を持っているのか、なぜ関心を持っているのかと、好奇心を持って聴くことができるようになります。

相手の関心があることに自分の関心を寄せて、何気ない会話でもしっかりと聴けるようになると、相手への理解が進んだり、共感が生まれたりなど、よりよい人間関係につながります。お互いに聴き合える関係を築くこともできます。

また、イラっとしてしまう、感情的になってしまう場面でも役立ちます。聴き手の評価判断を入れずに、話し手の考えや気持ちに寄り添うことができるため、落ち着いてやり取りすることができるでしょう。

6 マインドフル・イーティングで、身近な「幸せ」に気づく

「マインドフル・イーティング」とは、食べることに注意を向けるワークです。

あなたは、毎日の食事をどのように食べていますか？

朝は時間がないので早食い、お昼は仕事をしながら食べる、夜はスマホを片手に食べるなど、食べ物を味わうことなく食事している方はいませんか。「あ、私のことだ……」とドキっとされた方にぴったりのワークが、このマインドフル・イーティングです。このワークは**日常の食事に取り入れやすく、実践者も好んで取り組まれている**ものです。

やり方

マインドフル・イーティングのワークは、約3分間を目安に行います。

ここでは練習として、体験しやすく実感しやすいように、**一口サイズの食べ物（チョコやナッツ、ドライフルーツなど）を用意**しましょう。

1 五感で観察する

最初の1分程度は口には運びません。食べ物を手に取って眺めたり、鼻に近づけて匂いを嗅いだり、押した感触を確認したり。視覚や嗅覚、触覚で観察していきます。

2 ゆっくり噛む

1分くらい観察したあと、はじめて口に運んで、味覚や聴覚を感じていきます。もぐもぐせずに、スローモーションのように一噛みします。口の中に入れる、歯を上下に動かす、歯に食べ物があたる、噛んだときの音を聴く、噛みしめるまで注意を向けます。同じように、二噛み、三噛みも頭の中で食べ物と自分の様子を実況中継しながら、ゆっくり噛んでいきます。

3 じっくりと味わう

残りの時間も食べていることに五感を向けて、じっくりと味わいます。

小さい食べ物1粒だと、3分も経たずに食べ切ってしまうので、ご自身のペースで、いくつか食べてもOKです。

ワンポイント・アドバイス

用意した一口サイズの食べ物を、生まれてはじめて食べるような感覚で、好奇心を持って食べることがポイントです。日ごろから何気なく口にしているものでも、1つずつゆっくり噛むことで、**今まで味わったことのない美味しさを感じる**ことができます。

また、毎日の食事や間食、飲み会などでも、マインドフル・イーティングを心がけてみましょう。毎食の最初の一口をマインドフルに食べようと意図すれば、1日3回のリマインドとなり、習慣化に結びつきやすくなります。

効果

いつも以上に美味しさを実感し、身近にある「幸せ」に気づくことができます。

「ごはんってこんなにおいしかったの？」と思うほど、食材が持つ食感やうまみを感じて、味わいある豊かな時間を過ごすことができます。また、食品添加物や調味料にも敏感になり、健康に意識が向きやすくなります。

さらに注目されているのはダイエットです。食べることに注意を向けて噛む回数が増えると食べ過ぎを予防でき、食べる量を減らしても満腹感を得ることができます。噛んでいることで消化しやすく、無理なく脂肪を落とすことにもつながります。

マインドフルネスに基づいた食事認知療法（MB-EAT）という、健康的に痩せられて体型維持できるという評判が高い専門的なプログラムもあります。

COLUMN 2

2つの注意の向け方

注意の向け方には、ラベリングのワンポイント・アドバイスの通り、「注意力」「メタ注意力」という2種類があります。

その違いを子犬との散歩に例えてイメージしてみましょう。

あなたは最近飼いはじめた子犬を連れて、公園で散歩しています。ここでいう子犬は「注意の向き先」を表していて、自分の思い通りにはならない存在です。それた注意を戻すのか戻さないままなのか、注意の取り扱い方が異なります。

- **注意力（それた注意を戻す、**focused attention）：

リードをはなさずにつかんでいます。首輪をつけている子犬があっちこっちに行きそうになったら、リードを引いて戻していきます。

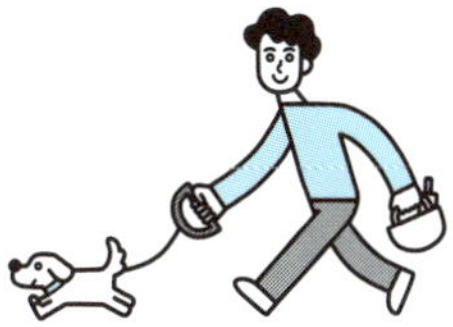

- **メタ注意力（注意を観察し続ける、**open monitoring）

子犬の首輪とリードを外しています。自由気ままに遊んでいる子犬を戻そうとせず、目を向けてベンチから眺めています。

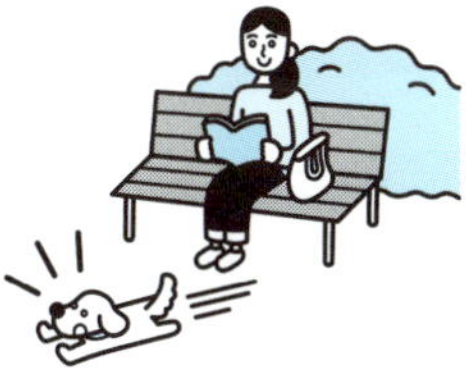

COLUMN 3

実践者ならではの「ワークの活用」

各実践ワークのやり方や効果などを見てきましたが、実際、どの場面にどう活用するのがいいのか。本書のメインコンテンツである48個の活用事例を見ていく前に、実践者ならではのワークの活用方法を紹介します。

実践者はこのシーンにこのワークをやるといいと実感していて、参考になるコメントをピックアップしました。あなたにとってベストな活用シーンを見出してみてください。

ジムでのトレーニング後にクイックボディスキャンをして、メンテナンスをしています

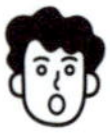

休日に通っているピラティスはボディスキャンそのものなんです

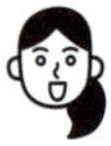

ジャーナリング専用ノートを持っています。混乱したときにワーっと書いています

ネガティブのときだけでなく、調子に乗りそうなときにもジャーナリングはいいですね

前のことを引っ張らないように、1on1をはじめる前に一呼吸置いてリセットしています

どれだけお腹が空いていても、がっつかない。3口はマインドフルに食べるようにしています

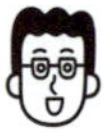

おすすめ活用事例10選

ここから紹介するのは、40代男性のビジネスパーソンのとある一日です。会社では企画・マーケティング系の仕事をしており、オフィス出社とテレワークを使い分けて働いています。家庭では、妻と小学生の子どもと3人暮らしで、日々バタバタと過ごすなかで、つい無意識に時間を費やしていることがよくあります。

この人をモデルにして、朝起きてから夜寝るまで、よくある場面でのおすすめ活用事例を10個ピックアップしました。各場面では、起こりがちなオートパイロットと実践ワークを行ったマインドフルネスを比較して描かれています。

あなたの仕事や日常生活と照らし合わせながら読み進めていきましょう。読み進めるなかで、「いま何を感じているか？」を問いかけてみてください。この活用事例を参考に、「このタイミングならできそう」「この実践ワークを取り入れてみたい」と思えてくると、あなたの毎日も変わっていくことでしょう。

1 朝起きて、ていねいに洗顔する

おはようございます。1日のはじまりです。あなたは目覚めてから顔を洗うまで、どのように過ごしているでしょう。起きた瞬間からスマホを手にしていませんか。

オートパイロット

スマホのアラームで目が覚めて、そのまま手にしています。SNSやニュースのプッシュ通知をチェックしているうちに15分くらい経っていて、まだ顔を洗っていません。

洗面所で顔を洗ったあとも、無意識にスマホを手にしてしまい、慌ただしい朝です。

実践ワーク マインドフル・フェイスウォッシュ

マインドフルネス

鳴ったアラートを消してスマホを手に取りたくなっていることに気づきました。「スマホを触ればいろいろな情報に触れてしまうし、まず顔を洗ってさっぱりしたい」という気分です。

洗面所にいって、蛇口を開けて水に手を伸ばし、水の冷たさや水圧を感じます。両手で顔を包み込み、やさしくていねいに洗うと、とても気持ちいいです。すっきりした朝を迎えることができました。

ワンポイント・アドバイス

起きたタイミングでスマホを触るかどうかで、1日のはじまりに影響があります。スマホを手に取ればオートパイロット。スマホを手に取らずにマインドフルネスを心がけると、日常にあるわずかな変化や違いに気づくことができます。季節によって水の冷たさを感じたり、洗顔フォームやタオルの香りをかいだり。

目覚めに一呼吸し、顔をていねいに洗うことからはじめてみましょう。**朝一のルーティンに組み込むことで、マインドフルネスを習慣化しやすくなります。**

2 信号待ちは絶好のマインドフルタイム

自宅から駅までの交差点で信号待ち。同僚との待ち合わせで急いでいましたが、渡る直前で赤信号になってしまいました。信号待ちの1分間で何ができるでしょうか。

オートパイロット

「赤信号になっちゃった」この1分の時間がもったいない……。

この間に乗換アプリで電車の時間を調べて、同僚に遅れそうと連絡していると、ようやく信号が青になりました。ダッシュしなきゃ……。

実践ワーク

三呼吸

マインドフルネス

「赤信号になったら、三呼吸」この1分は落ち着ける時間です。同じく信号待ちしている周囲の人はスマホばかり見ていますが、私は呼吸に意識を向けて、焦っていることに気づき、落ち着けるようにしています。

電車に乗ってから同僚へ連絡し、待ち合わせ場所までの最短ルートを調べたら、約束の時間には間に合いそうです。

ワンポイント・アドバイス

赤信号は心のアイドリングストップです。信号待ちという場所とタイミングを決めて三呼吸をしてみましょう。心を一度リセットすることでわずかな時間でも落ち着くことができるため、信号待ちは絶好のマインドフルタイムとなります。

また、信号待ち以外でも、エレベータ待ちやコンビニのレジ待ち、トイレ待ちなど、1分単位のスキマ時間は1日に何度かあるはずです。**スキマ時間を見つけたら、ゆっくりと数回程度、深い呼吸をすることを取り入れてみてください。**

3 ランチを味わい、豊かな時間を過ごす

午前中の仕事が一段落してランチタイム。今日はお弁当を買って自席で食べています。一人で食べているとき「ながら食べ」してしまうことは、よくありますよね。

オートパイロット

ランチ中はハマっている海外ドラマの続きを見ています。お弁当を買うときから食べている間もずっとスマホ画面に釘づけです。ドラマに夢中になりすぎて、お弁当の味はぜんぜん覚えていません。

実践ワーク

マインドフル・イーティング

マインドフルネス

ドラマの続きは見たいけれど、ランチは美味しく食べたいです。

どんなにドラマや午後の仕事のことが気になっていても、お弁当の一口目を食べるときは、マインドフル・イーティングを心がけています。お弁当の彩りや温かさを味わえると、幸せな気分になれるからです。

お弁当を食べ終わったあとに、落ち着いて見ることができました。

ワンポイント・アドバイス

「ながら食べ」はオートパイロットかつマルチタスクの典型です。動画を見るのと食べるのはまったく別の行為であり、見ながら食べると、どちらも中途半端になってしまいます。動画を見る以外にも、デスクで仕事をしながら食べることも「ながら食べ」です。マルチタスクに気づき、一つひとつをシングルタスクにしましょう。

ランチタイムなので、お弁当を食べることに注意を向けてゆっくり味わうと、一つひとつの具材の食感や旨味を感じられ、豊かな時間を過ごすことができます。**ながら食べの習慣をマインドフル・イーティングに置き換え**てみませんか。

4 プレッシャーを感じたら、書き出す

これから重要な商談があります。取引先に対して大きな提案をするので、とても緊張しています。あなたが緊張しそうなとき、何か心がけていることはありますか？

オートパイロット

提案によって、受注できるかどうか決まる重要な商談です。

そう思えば思うほど、余計にプレッシャーを感じてしまい、身体が震えるほど緊張してきました。緊張したまま提案をすると、大きなミスをしてしまいそうです。

実践ワーク ジャーナリング

マインドフルネス

提案次第なので、たしかにプレッシャーはあります。

このまま商談をしてもうまくいかない可能性が高いので、「率直に何を感じているか？」「何に対してプレッシャーを感じているのか？」「いま本当に大切なのは何か？」を書き出しました。

いまの心の状況を受け止められたので、落ち着いて提案できそうです。

ワンポイント・アドバイス

誰でも重要な商談や人前でのプレゼンテーションでは緊張するものです。大きなプレッシャーやストレスを感じたとき、紙とペンを用意して、この事例の問いを参考にジャーナリングをしてみましょう。

身体にどんな反応があるのか、どんな気持ちになっているのか。何が緊張をもたらしているのかなどを書き出していきます。この商談で大切にしたいことや取引先と目指していることを思い返せると、本来持っているパフォーマンスを発揮することができるでしょう。

5 忙しいときは、状況と心を観察する

この時期は繁忙期です。忙しいときほど生産性を高く、効率的に仕事を進めたいですよね。限られた時間のなかで集中するには、何を意識するといいのでしょうか。

オートパイロット

「毎年、この時期は忙しくて、とにかくがんばるしかないんです」
とにかく仕事の量が多く、人手も少ないので、目の前にあるものをひたすらマルチタスクでやるしかない状況です。

実践ワーク ラベリング

マインドフルネス

「毎年この時期はがんばりすぎて、心にゆとりがなかったな……」

目の前の仕事に取りかかる前にラベリングをすると、いろいろ気になることがわき起こり、何度も締切のことが浮かんできました。なぜ、締切が気になっているのかに注意を向けると、事務手続きに時間がかかること、いつも後まわしになっていたことに気づくことができました。優先度を上げて、シングルタスクで着手します。

ワンポイント・アドバイス

「忙しい」と口ぐせになっている方は、心に余裕やゆとりをなくしてしまっている状態です。忙しいときほど、目の前にある仕事をいくつも手がけて、マルチタスクになりやすいですが、そんなときこそラベリングです。次々と思い浮かんでくることや心の状態を観察してみましょう。とくに気になっていること、引っかかっていることを言語化することで、心に余裕やゆとりを取り戻すことができます。

「マルチタスクをこなす自分は仕事ができる」と思っている方は要注意。どれもが中途半端になってしまい、結果として生産性は低くなってしまいます。

6 気晴らしにカフェまでお散歩する

仕事の合間に一息つきたい気分です。気晴らしに外に出て、近くのカフェまでコーヒーを買いに行くことにしました。もしかして、歩いているときも仕事のことを考えていませんか?

オートパイロット

スマホを片手に次の予定をカレンダーで確認し、エレベータに乗っているときも、メールやチャットをチェックしています。カフェに行くまでの道のりでは、返信を書いたり、電話をしたり、手からスマホが離れません。

実践ワーク

マインドフル・ウォーキング

マインドフルネス

スマホを手にしてしまうと一息つけないので、ズボンの後ろポケットに入れました。エレベータに乗っているときに通知が鳴りましたが、返信はいまでなくても大丈夫です。カフェに行くまでの道のりをゆっくり散歩することで、季節感や心地よさを感じ、少しの時間でも気晴らしになりました。

ワンポイント・アドバイス

「歩きスマホ」も、ながら食べと同じくオートパイロットかつマルチタスクの代表例です。歩きスマホでは注意が画面に向きっぱなしになり、歩いている方向に対して注意が向かないので、人やモノとぶつかってしまうかもしれません。

わずかな移動でも、歩きスマホをしている、したくなっていることに気づいたら、**スマホを手から離してマインドフルに散歩をしてみましょう。**歩くことそのものを楽しもうとすると、見えてくる景色が変わってきます。ふだん気にすることなく通り過ぎている道でも、草花や小鳥の鳴き声、心地よい風や陽のあたたかさなどに気づくことができ、気晴らしになります。

7 悩んでいる同僚の話に耳を傾ける

退社後、同僚Aさんとの食事。Aさんは上司とのやり取りに悩んでいるようで、話を聴くことになりました。あなたが相談に乗ってもらうとき、どう接してもらいたいですか？

オートパイロット

「上司とのやり取りの悩みって、どういう悩み？」と質問しました。
「メールやチャットでの言葉がきつくて……」とAさんが言うと、
「あの人はもともとそういう感じだから、あまり悩む必要ないよ」とアドバイスしました。

実践ワーク マインドフル・リスニング

マインドフルネス

「上司との悩み、言える範囲で聴かせてもらえるかな」と尋ねました。

「メールやチャットでの言葉がきついように感じてしまって」とAさんが話しはじめると、うなずく姿勢や態度をとって、自分の話をはさまずに、じっくりと耳を傾けました。

Aさんも話をするうちに、何に悩んでいたのか分かったようです。

ワンポイント・アドバイス

誰かの相談に乗っているとき、話を聴いているつもりでも、つい自分の話をしてしまうことはありませんか？　マインドフル・リスニングで大切なポイントは、話を聴くことに注意を戻し、うなずきや相づちを交えて**「あなたの話を聴いているよ」という態度を示す**ことです。あなたも悩んでいるとき、しっかりと耳を傾けてほしいはず。

話を聴く姿勢があると、話し手のちょっとした表情や声のトーンの変化にも気づきやすくなり、相手の体調や気持ちに寄り添えるでしょう。また、相談する側は目の前の人がしっかりと話を聴いてくれると思えるからこそ、安心して悩みを打ち明けようとするのです。

8 その一言にイラっとしたら、息を吐く

仕事から帰宅し、子どもとソファでくつろいでいます。パートナーから「前にも言ったけど、ゆっくりしているなら家事を手伝ってよ」という一言。次の瞬間、どういう反応が起こるでしょう。

オートパイロット

「さっき座ったばかりで、そんなにゆっくりしてないし」パートナーの言い方にイラっとしました。その影響を受けて、子どもにも「なんで、そんな言い方するんだろうね」とイライラしながら伝えてしまいました。

実践ワーク 一呼吸

マインドフルネス

パートナーの言い方にイラっとしている自分に気づき、ふーっと息を吐きました。

「ああ、前にも言われたけど、また同じこと言わせちゃったな……」

もう一呼吸して、子どもには「ちょっと手伝ってくるね、終わったら遊ぼうね」と落ち着いて伝えられて、反発しないで済みました。

ワンポイント・アドバイス

家族の一言がストレス要因となり、衝動的にイラっと反応してしまうのは、ストレス発生のメカニズムそのものです。イラっとした瞬間に、息を吐くことに意識を向けて一呼吸してみましょう。ふーっと吐き出すことで要因と反応の間に距離を保つことができ、イライラの伝染や倍返しを防ぐことができます。**家庭や仕事での一言にイラっとする場面は、一呼吸のチャンス**ととらえてみてください。

サーチ・インサイド・ユアセルフ（※COLUMN1／P.63）では、自己管理の実践的なワークとしてSBNRRという手法があります。その場で立ち止まり（Stop）、呼吸する（Breath）という実践をすればするほど、認知的距離を置けるようになります。

9 寝るときは、身体に意識を向ける

おやすみなさい、そろそろ寝る時間です。たまに寝つきがよくないと、横になりながらスマホをいじってしまう。そんな夜を過ごすことがあるかもしれません。

オートパイロット

寝る前には、ベッドに横になった姿勢でスマホのアラームをセットします。まだ眠くないので、そのままSNSや動画をだらだら見ていると、むしろ目が冴えてきて、眠れなくなってしまいました。

実践ワーク　ボディスキャン

マインドフルネス

寝る前には、仰向けの姿勢でボディスキャンをするようにしています。

ふだんはイスに座った姿勢でやっていますが、ベッドで横になった姿勢でやると寝つきがよくなります。頭から順々に注意を向けていくと、身体がポカポカしてきて、気づいたら寝落ちして、朝まで爆睡できます。

ワンポイント・アドバイス

夜は朝と同じく習慣化しやすいタイミングです。就寝時に実践している人の多くは、ボディスキャン推し。手や足に注意を向けることで、不安や雑念などぐるぐる思考がなくなり、入眠しやすい、眠りが深くなるなど、よりよい睡眠につながるからです。

「ボディスキャン中に寝てもいいの？」と疑問に思うかもしれませんが、何の問題もありません。それでもなかなか寝つけない方は、気持ちを落ち着かせるジャーナリング＆身体を休めるボディスキャンの合わせ技がおすすめです。

10 休日に仕事のことを考えても脇に置く

とくに予定が入っていない週末です。久しぶりにゆっくりできるはずですが、つい仕事のことが気になったり、考え込んでしまったりすると休めないですよね。

オートパイロット

家でぼーっとしていると、あれこれと仕事のことを考えてしまいます。先週から取りかかっている資料作成や来週の打ち合わせ、出張の準備など結局仕事をしてしまったので、あまり休めませんでした。

実践ワーク マインドフルネス瞑想

マインドフルネス

家でぼーっとするとき、仕事のことに注意が向いていることに気づきます。

気になってしまうのは仕方ないですが、せっかくの休日なので、気にしすぎないように心がけています。

休日も仕事モードになっているときは、10分くらい座っています。仕事のことが気になっても、休日のいまに注意を戻すことができ、ゆっくり休むことができました。

ワンポイント・アドバイス

ぼーっとしているとき（いまに注意が向いていない）は、冒頭のクイズの通り、脳のいろいろな部位が活動的になり、雑念がわいている状態です。この現象をDMN（デフォルトモードネットワーク）といい、多くのエネルギーを消費しています。

休日に脳も休めるためには、マインドフルネス瞑想を10分ほどやってみましょう。**仕事のことを考えてはダメと決めつけるのではなく、考えていることに気づき、脇に置いておく**ことがポイントです。マインドフルネス瞑想を1日あたり10分目安、2〜3か月実践していくと、脳の神経回路が強化されて、注意がそれても戻しやすくなります。

第2章のまとめ

- 代表的な実践ワークは次の5つがあります。
  - ○ マインドフルネス瞑想は「呼吸」に注意を向ける
  - ○ ボディスキャンは「身体」に注意を向ける
  - ○ ジャーナリングは、手書きすることで「内面」に注意を向ける
  - ○ ラベリングは「注意」の向き先を言語化する
  - ○ リスニングは「聴く」ことに注意を向ける
  - ○ イーティングは「食べる」ことに注意を向ける

自分に合ったワークを使い分けすることで、1日10分を継続しやすくなり、期待される効果が見込まれます。

- おすすめ活用事例を通じて、1日でよくあるシーンを中心に、ご自身にとって取り入れられそうな場面を見出すことができます。
- ふだんの生活のなかで、オートパイロットまたはマインドフルネス、どちらのモードになっているか確認してみましょう。

第3章から第7章まで、自宅、仕事、出先、休日での具体的に活用できる場面を厳選し、先ほどのおすすめ活用事例と同様に、オートパイロットとマインドフルネスを比べていきます。

第3章

自宅でマインドフルネス9選

第3章では、40代男性のビジネスパーソンとその家族をモデルに、自宅で過ごしているなかで、日々目の当たりにするあるある事例です。一人暮らしや他の生活スタイルの方には少し馴染みのない事例もあるかもしれませんが、この人の立場に成り切ってみてください。

一つひとつの情景を思い浮かべると、頭や心にどのような反応が起こるでしょうか。いまのご自身の生活ではどう過ごしていて、これからどう過ごしていきたいのか。各事例から学んでいきましょう。

11 鏡ごしの自分に今の気持ちを問う

「朝起きて、ていねいに洗顔する」の続きです。顔を洗ったあと、鏡に映っている自分の顔つきを見ることはありますか。そのとき、どんな表情をしているでしょうか。

オートパイロット

顔を洗ったあとは、鏡に映る顔を見ることなく、朝食の用意と着替えなど、分単位でやりくりし、いつも時間ギリギリです。

そのあとに自分の支度や仕事の準備などバタバタしながらパソコンを開いて、今日も慌ただしく1日がはじまりました。

実践ワーク　マインドフル・モーニング

マインドフルネス

ていねいに顔を洗ったあとは、鏡に映る自分の顔に目を向けて、「いまの気持ちは？」と問いかけます。「いまは、わりと落ち着いているなあ」と気づきました。

時間に追われると子どもや自分の用意でせわしなくなるので、少し早めに起きて朝日を浴びて、深呼吸します。少しでもゆっくり過ごせると、ご機嫌な1日がはじまります。

ワンポイント・アドバイス

朝から慌ただしく不機嫌になる、またはゆっくり過ごしてご機嫌でいる、どちらで過ごしていますか？　毎朝の気持ちや気分は日々変わるため、気持ちを整えられるよう、「いまの気持ちは？」と問いかけてみましょう。朝をご機嫌で過ごそうとする姿勢は、マインドフル・モーニングといえます。

鏡に映る自分の顔の表情に目を向けるたびに、**気持ちを思い浮かべていくことで、自分の内面の状態（自己認知）への気づきが高まり、エモーショナルインテリジェンス（EQ、感情知性）も高まります。**あなたにとって理想な朝を過ごせるように、マインドフルネスの習慣を1つ取り入れてみてください。

12 今日の予定や気分に合わせて着替える

着替えて身支度する時間。毎朝の服装選びに迷うときありますよね。何を意識して着替えるかで、オートパイロットかマインドフルネスかの分かれ道です。

オートパイロット

着替えは、いちおう今日の天気や気温をチェックして選んでいます。クローゼットの手前にある服を手に取り、お決まりのコーディネートに。なるべく時間かけずに着替えています。

実践ワーク

マインドフル・コーディネート

マインドフルネス

着替えは、天気はもちろん、1日の予定や今の気分に合わせて選んでいます。クローゼットにある服の中で、会う人を思い浮かべて色合いやスタイルをコーディネートすることもあります。

わずかな時間でも着替えを意識すると、自宅モードから切り替えできます。

ワンポイント・アドバイス

着替えは、毎日必ず行っている朝の身支度の1つで、オートパイロットになりやすい動作です。今日は何を着ようかと迷うようだったら、定番のコーディネートや着まわしローテーションもあることでしょう。

服を着ることに注意を向けると、素材感や肌触り、肌に触れたときの感触など、**身体感覚を高めることにつながります。**また、男性がネクタイを締めるとき、女性がアクセサリーを身に着けるときなど、着替えているという意識があることで仕事や活動モードへ切り替わる合図にもなります。

13 心と愛情を込めて食事の支度をする

家での食事はなるべく自炊を心がけています。献立を考えて、レシピを見ながらスーパーで買い出し、料理するまで。食事の支度は面倒なときもありますよね。

オートパイロット

スーパーでの買い物は、いつもの食材や割引の品を手に取っています。料理中はつくる順番や時間を気にしつつ、包丁で切る、炒めるなどいくつもの工程があって、マルチタスクじゃないと無理ですよ。レシピの通りにつくれば、オートパイロットでも美味しい料理になります。

実践ワーク マインドフル・クッキング

マインドフルネス

スーパーでは、季節の果物や旬な食材を選んだり、栄養バランスや家族の健康を気にしたりしながら、買い出ししています。料理中はたしかに同時作業が多くて、マルチタスクになるときもあります。

最後の味つけや盛りつけは、より美味しくなるように心を込めて仕上げます。お料理するのも、じつはマインドフルネスですね。

ワンポイント・アドバイス

毎日の食事の支度はできるだけ時間や手間をかけないようにオートパイロットになりやすい家事の1つです。

この事例では、ずっとオートパイロットのままなのか、オートパイロットとマインドフルネスを切り替えるかという違いがありました。ずっとマインドフルネスモードのままでいる必要はありません。**マインドフルネスは、注意の向け方を、まるで自動車の運転で適宜ギアを入れ替えるかのように、適宜モードを使い分ける**ことで、効率的かつ効果的に進めることができます。

できるところから心を込めてマインドフル・クッキングをしてみませんか？

14 子どもの話を聴いて、家族団らん

家族で夜ご飯を食べています。子どもは学校での出来事を話していますが、ママはスマホを操作中で、しっかりと聴いてもらえていないと感じているようです。

オートパイロット

「今日はね、みんなと公園で遊んだんだけど、私が一番速く走れたんだー」とうれしそうにお話してくれています。
ママはスマホでネット注文している最中で、「へー、そうなんだー」と返事をするものの、ぜんぜん聴いてくれていないことは子どもにバレています。

実践ワーク マインドフル・リスニング

マインドフルネス

「今日はね、」と子どもがうれしそうに話をしはじめたので、ママはスマホで注文するのを一時停止しました。

「それでね、公園で遊んで、私が一番速く走れたんだよ！」「へー、そうなんだ！　それはうれしかったね！」と、家族で子どもといっしょに喜んでいます。

ワンポイント・アドバイス

家族団らんでの会話は、好き勝手に話したりするときもあれば、しっかり聴いてほしいときもあります。家族の話をマインドフル・リスニングするのは、仕事で聴くよりも難しいと感じる方が多いのは、関係性（距離）が近いからでしょう。

家族でリスニングするポイントは、ながら聴きせず、気前よく聴き合うことです。ささいな会話でもスルーせずに、リアクション多めに聴くことで、楽しいひと時を過ごすことができます。

これは子どもの話に限らず、パートナーや両親との話も同じです。**家族でお互いにマインドフル・リスニングができるようになると、家庭の平穏が続く**ことでしょう。

15 怒りを覚えても、適切な反応を選ぶ

子ども部屋が散らかり放題です。遊んだおもちゃを片づけない子どもに対して、すでにイライラしています。あなたがその子の親だったら、どう声がけするでしょうか。

オートパイロット

パ　パ「そろそろ使っていないおもちゃは片づけようか」
子ども「そのおもちゃはもう使わないから、パパ片づけてー」
パ　パ「パパは遊んでないよ、自分でお片づけしてよ！」
さらにカッとなってしまいました。

実践ワーク 一呼吸

マインドフルネス

いつもの声かけだと「パパ片づけて―」となるので、今日は違う声かけにしよう。

パパ「一緒に片づけようか。もう小学生になったから、自分でお片づけできるようになってほしいと思っているんだ」

子ども「そうだよね、わかった!」

きれいに片づけすることができました。

ワンポイント・アドバイス

ストレス要因は家族の一言や仕事のミスなど突発的なものだけではなく、好ましくない状況や繰り返されるパターンも要因になりえます。

イライラや怒りを感じたときは、まず一呼吸しましょう。怒りという感情は、相手への期待に対して自分のニーズが満たされないときに、悲しさや寂しさなどの一次感情が積み重なって、二次感情として発生します。**起こりがちなパターンに気づき、認知的な距離を置くことで、パターンから抜け出して適切な反応を選ぶ**ことができます。適切な反応として、自分の感情や想いを相手に押しつけることなく、受け取りやすい言葉に変換することがポイントです。

16 片づけや掃除は心の休息になる

片づけや掃除の家事。それなりに時間や労力はかかりますが、自宅で心地よく過ごすには定期的なメンテナンスが欠かせません。いつもきれいな環境を心がけたいものです。

オートパイロット

家事って毎日のことですし、たいへんですよね。

洗濯や食器洗い、トイレやお風呂掃除など水まわり系の家事は、その場でやればいいと思いつつも、つい後まわしにしがちで、後日もっとたいへんになってしまいます。

実践ワーク

マインドフル・家事

マインドフルネス

家事も毎日変化があって、楽しんでいます。

片づけや掃除は後まわしになればなるほどたいへんで、面倒くさくなってしまいます。料理して食器を洗う、トイレやお風呂はその場で掃除するという、ルーティンに組み込んでワンセットでやっています。家事をしていると、心が休まる感じがします。

ワンポイント・アドバイス

片づけや掃除は、家族と同居していても一人暮らしでも欠かせない家事です。同じ家事をするにも意図の持ち方次第で、たいへんと思えば作業（タスク）になり、楽しいと思うと実践（プラクティス）になります。

じつは**家事することは運動するのと同じく、仕事脳を一時的に休めることになり、アクティブレスト（休息法）として注目**されています。世界的に成功者であるマイクロソフト創業者のビル・ゲイツ氏やAmazonの元CEOのジェフ・ベゾス氏は皿洗いを率先してやっているようです。あなたも楽しめる家事を見つけて、心を休息してみませんか？

17 お風呂はいい香りでリラックスする

今日もお疲れさまでした、お風呂の時間です。生活リズムやその日の気分によって、シャワーか湯船につかるか、できればゆっくりと入りたいですよね。

オートパイロット

「お湯を沸かすにも時間も電気代もかかるし、今日もシャワーでいいか」

いつもと同じ手際で、髪を洗って、顔や身体を洗っているときも、今日の出来事で気になったことを思い浮かべながら、シャワーを浴びています。

実践ワーク

マインドフル・バスタイム

マインドフルネス

「お湯を沸かす時間から私のマインドフル・バスタイム♪」

湯舟にお気に入りの入浴剤を入れると、いい香りがお風呂中に広がっていきます。香りと温かさに包まれて、リラックスしてきました。今日の出来事が思い浮かんできても、泡のようにはじけていきます。

ワンポイント・アドバイス

毎日のルーティンであるお風呂に入ることも、自分だけの時間を確保しやすくマインドフルネスの習慣化に結びつきやすいです。「マインド風呂ネス」と言う人もいます。

いい香りに包まれて、**ぬるめのお風呂（38℃くらい）に入ると、副交感神経が優位になり、身体と心の緊張がほぐれてリラックス**できます。熱めのお風呂（42℃）では交感神経が活発になって興奮状態になってしまい、逆効果です。

女性向けのマインドフルネス書籍『がんばりすぎない休み方』（荻野淳也著／文響社）にも「お風呂でマインドフルネス」の項目があり、照明を落としてキャンドルを灯すことがおすすめされています。

18 自分だけのくつろぎ時間は音楽三昧

寝るまでの束の間の休息。1日の締めくくりをどう過ごすかによって、日々の満足感や幸せも変わってくるでしょう。今夜はくつろいだ時間を過ごせますように。

オートパイロット

最初はYouTubeで好きなアーティストの楽曲を聴いていました。途中からおすすめ動画で表示されたバラエティを見たり、気になっていたお笑い動画を探したり。気づいたら、だらだらとネットサーフィンをしてしまい、寝る時間がかなり遅くなってしまいました。

実践ワーク

マインドフル・ミュージック

マインドフルネス

学生時代からずっと好きなアーティストの楽曲をじっくりと聴くことは、私にとっての至福なひとときです。いつもイヤホンで聴いている曲でも、ヘッドホンで聴くとまるでライブ会場にいるような感覚になれて、心ゆくまで楽しむことができました。

ワンポイント・アドバイス

ふだん音楽を聴いている人は、通勤や通学、ランニング中にイヤホンで「ながら聴き」になっていることが多いのではないでしょうか。**自分にとって好きな音楽をじっくり聴くこともマインドフルネスの実践になります。**音楽を聴くことに集中するのは、一点集中（focused attention）の状態を促し、聴覚から脳や自律神経に作用し、楽しさやリラックスをもたらしてくれます。

また、YouTubeやスマホアプリでは、マインドフルネスに関する音源も数多くあります。自然の音やリラックスできるBGM、瞑想のガイド音声を探して、くつろぎやすいお気に入りのサウンドを見つけてみてください。

19 眠れないときは気がかりを吐き出す

そろそろ寝る時間ですが、寝る直前まで仕事をしていました。ボディスキャンしてもなかなか寝つけない場合、どうするといいでしょうか。

オートパイロット

ベッドで横になってから、ずっと明日の会議や資料のことで頭がいっぱいです。「上司はこのあたり突っ込んできそうだ」「資料のこの部分は修正したほうがよさそう」など、脳内シミュレーションが止まらず、なかなか眠れません。

実践ワーク ジャーナリング

マインドフルネス

ベッドに横になっても、仕事のことを考えてしまっていることに気づいています。

いったん区切りをつけるため、気になっていることや不安や心配に思っていることとなど、手帳にそのまま書きつづり、とにかく吐き出し、書くことで頭の中をリリースしていきます。読み返したことで、じっくりと考えるべきポイントが明確になり、気がかりも減って、ようやく眠ることができそうです。

ワンポイント・アドバイス

寝るときの応用編です。寝る直前まで仕事をしていると、仕事モードから寝るモードへの切り替えがうまくいかず、頭がぐるぐるしたり頭が冴えたりしてぜんぜん眠れないときもありますよね。

そのような場合は、仕事を完了する意図も込めて、おやすみ前のジャーナリングです。「いま気がかりに感じていることは？」「今日できたことは？」というテーマで、**頭や心の中にあるものすべてを書いて吐き出し切る**ことがポイントです。吐き出し切ったことで気持ちがスッキリし、読み返すことで気になっていることとの距離を置くことで思考や感情も落ち着いてくるので、眠りやすくなります。

COLUMN 4

私が実践するマインドフル・ワーク

本書の事例以外で、私自身が日常生活で実践しているお気に入りのワークが4つあります。私のライフワークとして、何かに注意を向けてシングルタスクにする新しいワークも日々実践中です。

● マインドフル・機内モード

集中して作業したいとき、寝ているときは、意思を持ってWi-Fi接続をオフにして、その間はアラート通知が飛んでこないようにしています。ストレス要因を発生させない一工夫です。

● マインドフル・洗濯物たたみ

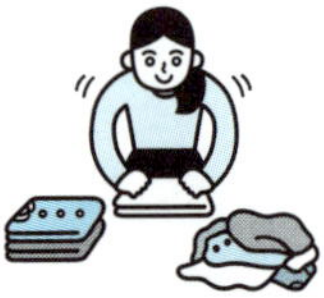

乾燥機から洗濯物を取り出し、タオルや子どもの服、下着などをたたんで、クローゼットにしまうまで、ていねいに行っています。シワを伸ばしてきれいにたためると、心が落ち着いていきます。

● マインドフル・折り紙

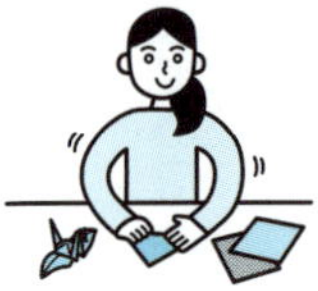

子どもが折り紙や工作遊びが大好きで、いっしょに遊ぶときには子どもと同じペースでつくることを心がけています。作品をつくった喜びを分かち合えるのがうれしいです。

● マインドフル・ラーメン

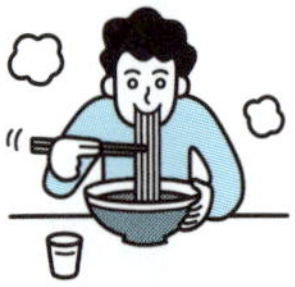

学生のころから一番好きな食べ物はラーメンです。スープを一口飲むときから、すでにマインドフルネスになっている自分がいて、注意をそらさずに一杯のラーメンと向き合っています。

第4章

仕事でマインドフルネス9選

第4章、第5章では、仕事での活用シーンとして個人編と人間関係編に分けて紹介していきます。職場や仕事中にも実践しやすい場面や、身近に起こりやすい事例を中心にピックアップしています。

個人編では、主に仕事はじめから仕事終わりまで、メールや会議、トラブル対応など、どのような職業や職種でも活用できるものです。

「こんなタイミングでもやれるんだ」「ここではやっていきたいな」というシーンを集めているので、あなたにも取り入れられそうなところを見つけてください。

20 パソコン起動中に呼吸を整える

仕事はじめにパソコンを起動します。電源を入れて起動するまでほんのわずかな間に、自分の意識がどこに向いているのか気にしたことはあるでしょうか。

オートパイロット

ノートパソコンを開くと、手が勝手にパスワードを入力しています。起動中にスマホで予定やLINEをチェックし、起動後はブラウザやメーラー、チャットツールをいくつも立ち上げて、目の前にきたタスクから取りかかりました。息つく間もなく、仕事がはじまります。

実践ワーク 一呼吸

マインドフルネス

ノートパソコンを開こうとする前に、一呼吸しています。

パスワードを打ち込んで起動するまでの数秒間は、呼吸ができる貴重な時間です。起動後はいくつもアプリを立ち上げる前にも一呼吸をして、目の前のタスクから取りかかることなく、今日やるべきタスクの優先順位を確認しています。

ワンポイント・アドバイス

仕事はじめにパソコンを起動し、メールやブラウザを立ち上げるまで、ほとんど意識することのない時間。その**わずかな秒単位の時間でも、一呼吸できるチャンス**です。

電源を入れてパソコンを起動するように、あなたも呼吸に意識を向けて自分自身を起動してみましょう。今日の仕事に対して集中したいという意図を思い浮かべると、やるべき仕事に集中することができます。

また、仕事中に一呼吸するタイミングとして、イスに座るとき、オンライン会議に参加する前、パソコンの再起動中などマイルールを決めておくと、ルーティンに組み込みやすくなります。

21 集中したいときはデスクを片づける

午前中は集中タイム。できるだけ作業に集中したいのに、デスクまわりが散らかっているると、つい気になってしまうことはありませんか。

オートパイロット

「部屋やデスクまわりが散らかっていても、あまり気にならないです」

どのような環境でもわりと集中できるので、とくに問題はありません。たまに探し物が見つからずに、集中力が途切れるときもありますけど……。

実践ワーク

マインドフル・お片づけ

マインドフルネス

「目に見えるところが散らかって、片づいていないと注意がそれやすいんです」

集中して作業する前には、デスクに積まれた書類を片づけ、デスクトップのいらないファイルを整理しています。目の前をスッキリさせると気持ちもスッキリしますし、整理していると必要なものも探しやすく、集中力が途切れずに仕事をすることができます。

ワンポイント・アドバイス

いま、あなたのデスクまわりは片づいているでしょうか。仕事ができる人ほどデスクはきれいと言われていますが、マインドフルネスの観点でいうと、集中しやすい環境づくりがうまいといえます。

脳は、本人の意識のあるなしにかかわらず、目の前や周辺にあるものから情報を受け取ろうとする性質があり、片づいていないと注意があちこちに分散してしまいます。**とくに集中したいときは身のまわりの視界を整える**ことがポイントで、余計なストレス要因が起こりにくくなります。集中して仕事を片づける前に、デスクまわりを片づけてみましょう。

22

メッセージ送信前に深呼吸をする

部下からのメール。プロジェクトの企画を承認してほしいという内容でしたが、期待していたレベルに届いていません。あなたが上司の立場だったら、どう返信するでしょう。

オートパイロット

「うーん、この企画で何を実現したいのか、ぜんぜん伝わってこない……」と、来たメールとの距離を置けずに、イラっと反応しています。

「この内容では承認できません。やり直してください」と返信しました。

実践ワーク

深呼吸

マインドフルネス

「彼はこの企画で何を伝えようとしているのか、聴いてみないとわからないな」とメールと距離を置いて反応しています。

深呼吸してから「この企画で実現したいことは何でしょうか？　お客様にとって価値になることをもう一度考えてみてもらえますか？」と下書きし、もう一度文面を確認して、返信しました。

ワンポイント・アドバイス

メールやチャットなど、テキストでのコミュニケーションはとても便利ですが、ときには言葉や配慮不足により、ストレスを生んでしまう場合もあります。イラっとしたまま返信してしまうとお互いにイヤな気持ちを抱え、余計にストレスをためてしまいます。そういうときは、メッセージを送る前に深呼吸してみましょう。**吐く息とともにイラっとした気持ちを吐き出し、吸う息で理性や客観的な視点を取り戻す**イメージでやってみてください。

深呼吸で収まらない場合は、ある程度の時間を置く（一晩寝かせる）ことも有効です。相手が読んだときを想像して、メッセージを受け取りやすいか、不快な気持ちにならないかなど意識できると尚よしです。

23

小休憩に一粒のチョコレートを食べる

デスクワーク中に小休憩をこまめに入れています。途切れた集中力を取り戻すためには、お気に入りのチョコレートを間食することがルーティンです。

オートパイロット

デスクの引き出しには、いくつものチョコレートをストックしています。休憩後もキーボードを打ちながら、ノールックでチョコに手が伸びています。もぐもぐと食べてしまって、気づいたら1つも残っていません。

実践ワーク

マインドフル・チョコ

マインドフルネス

デスクの上には、お気に入りのチョコレートを1つだけ置いておきます。

引き出しにいくつもストックがあると、つい食べたくなってしまうので。

小休憩中に、一粒のチョコをゆっくりと味わえるのが何よりの休憩になり、その後の仕事もはかどります。

ワンポイント・アドバイス

デスクワークの合間におやつを食べるとき、視線は画面に向けたままになっていませんか。つい手が滑ってキーボードが汚れたり、こぼしたりしたらたいへんです。

ここではマインドフル・イーティングをアレンジして、ちょこっとした休憩に取り入れたいのはマインドフル・チョコ。チョコじゃなくても、グミや飴などもいいですね。

ポイントは、**一口入れる前に、身体や心のコンディションはどういう状態かを観察すること**です。単にお腹が空いて食べたいのか、何となく口が寂しいのかなど、そのときの状況を認識することで、食べたいモノや個数を見極めることができます。

24

いまここに注意を向けて作業ミスを防ぐ

月末の大事な事務作業。社内の月次締めから取引先への請求書発行、お支払い手続きなど、ミスしてトラブルにならないように、何を心がけるといいでしょうか。

オートパイロット

毎月の事務作業は、いつも月末ギリギリまで対応しています。作業をマニュアル化して同僚とダブルチェックしているので、ミスをすることはありません。大手のN社には個別対応する必要がありますが、マルチタスクでやりくりしています。

実践ワーク

マインドフルネス瞑想

マインドフルネス

毎月の事務作業は、スケジュールに余裕を持って対応しています。マニュアル化したり、同僚とダブルチェックしたりしても、ケアレスミスは起こってしまうかもしれません。とくに大手のN社の個別対応をするときは、数分でもマインドフルネス瞑想をして、しっかりと注意を向け、シングルタスクで対応するようにしています。

ワンポイント・アドバイス

月次の事務作業に慣れている人ほど、オートパイロットやマルチタスク対応の傾向があり、いつしか注意不足によるケアレスミスを起こしてしまうかもしれません。

ケアレスミスを防止するには、作業前にマインドフルネス瞑想をしてみましょう。別作業や雑念をわきに置いて、いまここに注意を向ける、**一つひとつの対応をシングルタスクにすることで、ていねいに慎重に作業し、ミスするリスクを確実に減らす**ことができます。もしミスをしても気づきやすく、慌てずに対応することができるでしょう。

作業効率が向上する研究として、6週間のマインドフルネス実践により、ミスが半減したというデータがあります。

25 トラブル対応前、まず心を取り戻す

取引先からクレームが入りました。問い合わせ内容を確認し、原因を調べると、先月末に自分が対応した事務作業ミスでした。気をつけていたのにショックです……。

オートパイロット

ミスが発覚したときは、本当に頭が真っ白になりました。自分で考えることも動くこともできず、フリーズしてしまったようです。上司にも協力を仰いでトラブル対応し、事態は何とか収まりましたが、ずっと気持ちはザワザワしていました。

実践ワーク 三呼吸、ボディスキャン

マインドフルネス

ミスが発覚したとき、頭が真っ白になっている自分に気づき、三呼吸しました。自分の気持ちを落ち着かせて、起こっている事態を受け止めるには、一呼吸では足りません。トラブル対応中も三呼吸やボディスキャンをして、身体や気持ちの緊張をほぐして然るべき対応をし、落ち着いて事態を収めることができました。

ワンポイント・アドバイス

仕事でミスやトラブルを起こしてしまった場合、身体や心に強いストレス反応が生じます。反応が大きいほど、脅威から自分の身を守ろうと脳の危機管理機能が働き、思考停止になったり、逃げ出したくなったりします。

そんな緊急時には三呼吸とボディスキャンの合わせ技。すぐに身体や心の緊張はほぐれないかもしれませんが、身体の緊張している部分に息を吹きかけるイメージをすると、緊張が解けて気持ちのゆとりも出てきやすくなります。

誰しもミスはしたくないものですが、**もしもの場面では、まず心を取り戻すことを思い出してください。**起こってしまった事態を受け止め、真摯に向き合うことができます。

26 しんどいときほど自分にやさしくする

担当しているプロジェクトの最終段階です。責任者の指示を受けて仕様を見直し、品質や納期を管理、他部門との調整するのは相当たいへんです。

オートパイロット

「他人にやさしく、自分に厳しく」と、小さいころから言われてきました。

このプロジェクト案件を進めているなかで、他のメンバーより多くのタスクを抱えたり、各部署と調整したりと、自分を厳しく追い込んできました。もっとがんばらなきゃと思っていますが、正直しんどいです。

実践ワーク　セルフ・コンパッション

マインドフルネス

「他人にやさしくするように、自分にやさしくする」という教えがあるようです。その教えは、がんばっている同僚に対して心配や励まし、共感するような言葉や態度を自分自身へ振り向けること。それは甘えにならない？　と疑問に思いましたが、がんばってきた自分を受け入れることで、何とか乗り越えられそうです。

ワンポイント・アドバイス

仕事をする姿勢は人それぞれにあり、親や上司、先輩からの教えや価値観が根づいています。自分に厳しい人ほど、他人にも厳しくなっていることにも気づいていません。完璧主義や理想が高いと尚さらです。

近年、**注目されはじめているのが、セルフ・コンパッション（自分に対する思いやり）**です。次の3つの要素があり、立ち向かう勇気やモチベーションにつながっていきます。

1 他人にやさしくするように、自分に対してやさしくすること
2 困難な状況は誰にでも起こると認識すること
3 ありのままの気持ちを気づき、受け入れること

27

将来の不安やモヤモヤを書き出す

じつは、モヤモヤしていることがあります。転職して10年経ち、このまま同じ会社で働き続けていいのかどうか、漠然とした不安や心配があって悩んでいます。

オートパイロット

転職して以来ずっと、マーケティングの仕事を担当してきました。いまの職場の人間関係や環境に大きな不満はありませんが、このままでいいのかモヤモヤする毎日です。今後、転職活動をするにしても、自分が何をしていきたいのかわからないですし……。

実践ワーク

ジャーナリング

マインドフルネス

10年やってきたマーケティングの仕事にやりがいを持って働いてきました。今後のキャリアと向き合うときに、「私が最高にうれしい瞬間は?」「これでもかというほどの最高の未来は?」のテーマで思いつくままに書き出しました。この書き出した数分間だけでも、働きがいや目指したいキャリアが少し見えてきた気がします。

ワンポイント・アドバイス

日々の仕事でのパフォーマンスや成果は、将来目指したいキャリア像があるかどうかで大きく変わってきます。ある調査では、働く人の7割がキャリアに不安を感じ、年収や収入、仕事とプライベートのバランス、やりがいなどに悩みがあると回答しています。あなただけではなく、非常に多くの人が不安やモヤモヤを抱えているのです。

落ち着ける場所やタイミングを見つけて、ジャーナリングで何度も書き出してみましょう。「私がベストの状態なときは?」「私が本当に大切にしていることは?」「仕事で実現したいことは?」などのテーマを設定することで、**自分の価値観に気づき、仕事に対するワークエンゲージメントも高まっていきます。**

28 在宅ワークの仕事終わりも一呼吸

在宅ワークの日でした。家で仕事ができるメリットがある一方、ずるずると仕事をしてしまうデメリットもあります。仕事終わりに意識していることはありますか？

オートパイロット

定時すぎには仕事を終えたいのですが、メールやチャットが飛んでくると、ついチェックしたり、返信したりしてしまいます。自宅だとオンオフの切り替えをしにくいので、気づいたらずるずると仕事をしてしまいます。

実践ワーク 一呼吸

マインドフルネス

仕事を終えるときは「今日もお疲れさま」の意図を持って、一呼吸しています。メールやチャットは飛んできますが、パソコンを閉じて、デスクから離れるときも一呼吸。意識的にオンオフを切り替えることで、仕事を引きずらなくなりました。

ワンポイント・アドバイス

オフィスでは出社／退社時に仕事のオンオフの切り替えができますが、自宅でのテレワークで切り替えるのはなかなか難しいことです。「パソコン起動中の一呼吸」と同じく、仕事終わりも一呼吸で締めるのはいかがでしょうか。一呼吸が仕事モードから自宅モードへの切り替えスイッチとなるでしょう。

また、「今日の仕事は終わり、お疲れさまでした」という完了の意図を持つことも有効です。**脳は意図を持つことによって実際にその行動を促そうとする**ため、メールやチャットが飛んできても、意識的に仕事モードオフをキープすることができます。

仕事はじめ、終わりの合図として、一呼吸をルーティンにしてみてください。

第5章

人間関係のマインドフルネス6選

第5章では、仕事における人間関係のマインドフルネスです。よりよく仕事を進めていけるように、職場の上司や同僚、関係者とのコミュニケーションにも活用することができます。

一対一の会話やチームでの会議、取引先との商談など、目の前にいる相手を意識したり、話を聴くことに注意を向けたりすることで、いままで以上によい関係を築くことができるでしょう。

1日のうち多くの時間を占める仕事での小さな試みを積み重ねていくことで、確実に思考や行動が変化していきます。徐々にいい影響や成果へつながっていくので、ぜひ取り入れてみてください。

29

部下との１ on １で話を聴くことに集中する

部下のCさんと１ on １を定期的に行っています。一人ひとりと進捗確認や案件相談などの話をすることはなかなかたいへんですが、上司として大事な時間です。

オートパイロット

上司（私）「今日は担当してもらっているプロジェクトのことを教えてください」

部下（C）「はい、いま他部門との調整がなかなかうまくいかなくて……」

上司（私）「現場でうまく進んでいないなら、その部門の上司を巻き込んだほうがいいね」

と部下の話がさえぎってアドバイスをしています。

実践ワーク

マインドフル・リスニング

マインドフルネス

上司（私）「今日、何の話をしようか？」

部下（C）「そうですね、今日は担当しているプロジェクトのことを話したいです」

上司（私）「わかりました、Cさんがプロジェクトで感じていることを聴かせてください」

部下（C）「はい、いま他部門との調整がなかなかうまくいかなくて、困っています。

それで……」

と部下の話をさえぎらず、しっかりと話を聴こうとしています。

ワンポイント・アドバイス

1on1とは上司と部下が定期的に話をすることで、部下の成長を支援するコミュニケーション施策です。目標設定や人事考課の面談とは違い、1on1では部下の話を聴くことに重きを置くため、マインドフル・リスニングの出番です。上司は**部下の話をさえぎることなくしっかり聴き続けることで、部下の振り返りや気づきを促します。**

『ヤフーの1on1』（本間浩輔著／プレジデント社）では、1on1は部下のための時間であり、上司の役目は部下の話を聴いて目標達成支援やキャリア自律支援することだと書かれています。

30

商談中、内容とともに気持ちも受け取る

新規のお客様との商談です。自社サービスを提案して受注につなげられるよう、現状の課題や解決したいことなど担当者から話を聴いています。

オートパイロット

「いろいろとお聞かせいただきまして、ありがとうございました。御社の課題に対しては、弊社のご提案プランで解決できます」

と、先方担当者の顔を見ることなく、提案資料を広げて説明していきます。

実践ワーク

共感のリスニング

マインドフルネス

「ここまでお聞かせいただきまして、ありがとうございました。この課題を何とかよく

したいという想いと、大きなチャレンジでどこから手をつければいいか困っているという複雑な気持ちも含めてお聴きしました」

と伝えると、先方担当者は大きくうなずいていました。

ワンポイント・アドバイス

人の話をしっかりと聴くことは、家族や職場での人間関係だけではなく、社外の取引先や顧客とのやり取りでも活用できます。とくに、**営業や新規事業などの商談では、聴くスキルのありなしで成果が変わってくる**でしょう。

ここでは、マインドフル・リスニングの応用編で、共感のリスニング。目の前の相手が話している内容のみならず、言葉では表現されていなかった気持ちや想いも受け取ろうとする聴き方です。「わたしはあなたのこのような気持ちを受け取りました」と伝えることで、先方担当者は自分のことをよく理解してくれたという共感が生まれて、よりよい信頼関係を築ける可能性が高まります。

31 会議冒頭にみんなのいまここを共有する

このあとチームの定例会議がはじまります。あなたが参加する会議はどのようにはじまるでしょうか。雑談やアイスブレイクから入るのもいいですね。

オートパイロット

定例会議では、時間になったら議題の確認からはじまります。部長が情報共有や報告、議論などテンポよく仕切っていますが、じつは前の会議での内容が気になっていて、ぜんぜん頭に入ってきません。

実践ワーク

チェックイン

マインドフルネス

定例会議がはじめると、一人ひとりチェックインをしていきます。

「いま自分の状況」や「いま率直に感じていること」を一言ずつシェアし合い、お互いの状況を受け止め、チーム全員がいまここにいることを確認します。

前の会議で気になったことを脇に置いて、会議に集中することができました。

ワンポイント・アドバイス

会議冒頭でのチェックインとは、参加している会議に頭や心を到着させる手続きで、ホテルや飛行機でのチェックインと同じ意味合いです。対面やオンライン会議に参加しているとき、あなたの身体はここにいますが、頭や心がここにあらずの状態になっていることはありませんか？

そこで有効なのは、会議の参加者全員によるチェックインです。一人ひとりがいまの状況や気持ちを一言ずつ発言することで、**みんなの頭と心がいまここにある状態を確認でき、集中して情報共有や議論をすることができます。**また、会議終わりにもチェックアウト（この会議はどんな時間だったか振り返る）で一区切りをつけると、次の会議や仕事にも取りかかりやすくなります。

32 意見や気持ちをさらけ出して対話する

プロジェクトが佳境に入っています。このまま進めていくなかで、お互いの考えや想いがすり合っているのかどうか、話し合う必要はあるでしょうか。

オートパイロット

「よく話をしているので、このまま議論していけば大丈夫」

上司や同僚とは毎日顔を合わせて雑談したり、会議で議論したりしています。プロジェクトを進めるうえでのコミュニケーションにはとくに問題を感じていません。

実践ワーク

マインドフル・ダイアログ

マインドフルネス

「いつも話はしているけれど、お互いに何か感じていることがありそう」

上司や同僚とは毎日顔を合わせていますが、正直、お互いに意見や気持ちを言えていないと思うときがあります。このままではプロジェクトがうまくいかないので、腹を割って、本当はどう思っているのか、どうしていきたいのかじっくりと話をする機会をつくりました。

ワンポイント・アドバイス

チームで仕事を進めていくうえで、目的に応じた適切なコミュニケーションは不可欠です。とくに、プロジェクトを進めていくには議論や会話が中心になりますが、ときには対話も必要です。

対話とは、お互いの意見や気持ちを共有し合うもので、マインドフルに対話することをマインドフル・ダイアログといいます。**自分とは異なる意見や価値観を評価判断なく、尊重して聴き合うことで、相互理解と共感が生まれてくる**ようになります。

プロジェクトがうまく進んでいないと感じる場合、きっと他のメンバーも同じことを感じているでしょう。一度立ち止まる機会をつくってみてください。

33

自分の言葉で想いやビジョンを伝える

部門での全体集会にて。経営体制変更による組織改編があり、自分が所属する部門の新たなビジョンを発表し、スピーチすることになりました。

オートパイロット

「この部門ではビジョンはこちらです。会社のビジョンに沿って、この部門のビジョンをつくりました。実現できるように、みんなで取り組んでいきましょう」

間違って伝わらないように、カンペを読みながら発表しました。

実践ワーク

マインドフル・スピーチ

マインドフルネス

「この部門のビジョンには、このような想いが込められています。ビジョンが実現されたとき、私には一人ひとりの笑顔があふれている景色が見えたのです。みんなといっしょならば、必ず実現できると信じています」

自分の言葉で伝えるように、心を込めて発表しました。

ワンポイント・アドバイス

会社や部門のミッションやビジョン、バリューは組織が大切にしていることを言語化したものであり、最近ではパーパスとして注目されています。

新しい組織の集会という大事な場面で、原稿を読み上げる形式的なスピーチでは、何も伝わりません。自分の想いや価値観とつながった状態で伝えるのが、マインドフル・スピーチです。**話す言葉一つひとつに注意を向けて何度も練習し、自分の言葉として想いを乗せて伝えるからこそ、聴く人に伝わる**ものとなります。

会社に限らず、友人の結婚式やスポーツ選手のスピーチで心を打たれるのは、その人の言葉で伝えられているからです。

34 辛そうな同期の仲間に思いやりを届ける

最近、友人Eさんのご家族が体調を崩されているようで、Eさん自身も辛そうです。私も数年前に同じような経験をしたこともあり、何とか元気づけたいと思っています。

オートパイロット

Eさんを励まそうとして、自分の経験を話しました。

「Eさんが辛いのは、とてもわかるよ。数年前に自分も同じ状況だったから。私の場合はもっとたいへんだったよ。それに比べれば、まだ大丈夫だって」

Eさんの表情はくもったままです。

実践ワーク コンパッション

マインドフルネス

自分が辛いときには、同情や励ましの言葉よりも、寄り添ってくれる存在や思いやりの気持ちがうれしかったことを思い出しました。

「Eさん、私も数年前に同じような状況だったけど、辛いよね。何か手伝えることがあったら、遠慮なく言ってね」

その一言で、Eさんの表情がやわらぎました。

ワンポイント・アドバイス

大切な人が辛く苦しんでいる状況を何とかしたいと思う気持ちは、人が生まれつきもっているもので、コンパッション（思いやり、慈悲）といいます。ただし、自分がよかれと思ったことでも、相手は必要としていない場合もあります。

相手の状況や気持ちに寄り添いつつ、自分にできることを考えるには、客観的な視点を持ったマインドフルネスの姿勢が欠かせません。『Compassion（コンパッション）』（ジョアン・ハリファックス著／英治出版）では、他者の経験に気遣いながら、最善を願い、何が一番その人に本当に役立つことかを配慮することである、と強調されています。

● 社内の文脈に沿って企画する

いきなり「マインドフルネスやろう！」と言っても、ほとんどの人は興味を持っていません。いま抱えている課題や取り組んでいるテーマに合わせて、マインドフルネスのエッセンスを取り入れていくのがいいでしょう。

● 体験と共有の時間を多めに設計する

研修やワークショップでは、座学と体験、共有の時間をバランスよく設計するのが大切です。なかでも共有の時間をしっかりとることで、一人ひとりの経験や気づきをみんなの学びにすることができます。

● 参加者は手上げで募集する

企画や設計とあわせて、参加者の募集方法も検討が必要です。新入社員研修や役職者研修など全員受講必須でない限り、できれば任意参加、手上げが望ましいです。受けたいという意図を持って参加することで、一人ひとりの学びが深まります。

● 有志でサークル的に運営する

すでに展開されている企業事例によると、週1回お昼休憩などに有志が集まってサークル的に運営しているところが多いです。リアル開催またはオンライン会議ツールを活用して、拠点や職種問わずにみんなといっしょにやることで習慣化の定着にも有効です。

COLUMN 5

職場でマインドフルネスを展開するには

自社でマインドフルネス研修を導入したい、チームでマインドフルネスをやってみたいと思う方にTIPSがあります。私がこれまで企業内で展開したり、研修講師を担当したりするなかで見出したものです。ぜひ本書を参考に、社員の方々と一緒に「仕事でマインドフルネス」から実践してみてください。

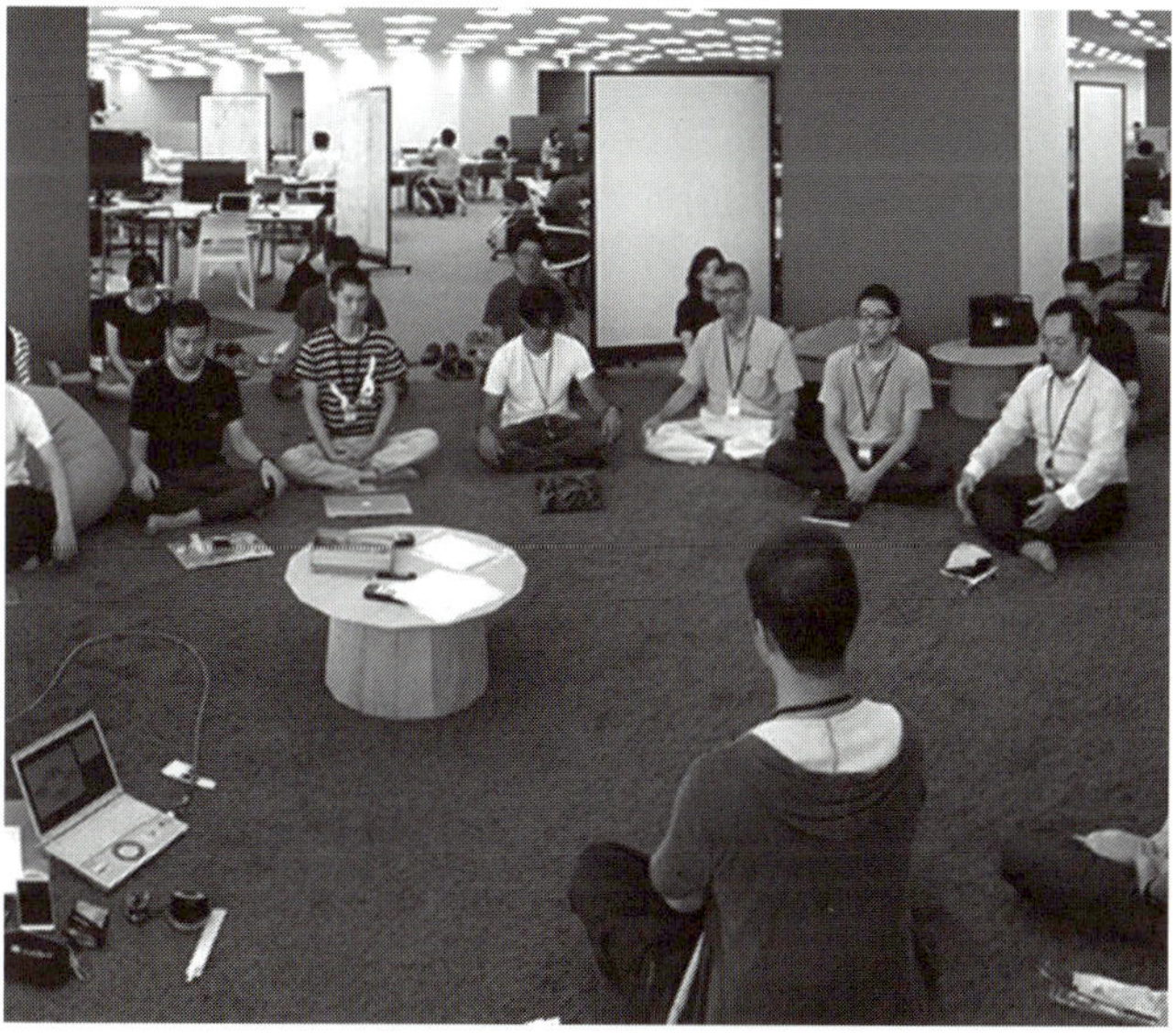

ヤフー社のメタ認知トレーニングの様子（2018年著者撮影）

第6章

出先で マインドフルネス7選

第6章では外出、移動中での活用場面です。

これまでは自宅や職場という固定した場所でのケースでしたが、電車やバス、クルマの運転、徒歩など固定していない場所でも取り入れていくことができます。

実際に、習慣化できている実践者のみなさんは、出先での活用がうまい人が多いです。「この場所に来たらやることにしよう」「この待ち時間ならやれそうだ」とイメージできるとよいでしょう。

移動中は音楽を聞きながら、スマホを触りながらになっている人は、ほんのわずかな機会を見つけて、一呼吸や身体に注意を向けることに置き換えてみましょう。

35 電車などの乗り換え待ちに一呼吸する

出社のときは電車通勤です。最寄り駅からオフィスまで1回乗り換えがあり、時間をみて各駅列車かどうか確認する必要があります。もし確認しないと……。

オートパイロット

乗り換えの時間をスマホで調べてから、ニュースやSNSを流し読みしています。ホームに来た電車を確認せずにそのまま乗ったら、降りたい駅では止まらない急行列車に乗ってしまいました……。

実践ワーク　一呼吸

マインドフルネス

乗り換えの時間を調べたあとは、一呼吸することにしています。

ついついスマホ画面に夢中になっていると乗り間違えするかもしれませんが、一呼吸することで落ち着くことができ、最近は乗り間違えがなくなりました。

ワンポイント・アドバイス

駅のホームや電車内を見渡すと、スマホを手にしている人を多く見かけます。ニュースやSNS、動画、ゲームに注意が向きすぎて、乗り間違えや乗り過ごした経験もあるかもしれません。

「信号待ちは絶好のマインドフルタイム」と同じく、乗り換えのスキマ時間でも、一呼吸してみましょう。時間に余裕があれば、三呼吸やマインドフルネス瞑想をするのもいいですね。**呼吸の積み重ねで、1日あたりの実践分数を伸ばすことができます。**

電車やバスなどの乗り換えでは、スマホから一呼吸に乗り換えてみませんか？

36 満員電車での通勤中、しっかりと立つ

電車に乗るときはほとんど立っています。満員電車の場合は、なるべくストレスがかからないように車内の中ほどに移動して、つり革を手にして立つようにしています。

オートパイロット

つり革をグッとつかんで、もたれかかるように立っています。

車内が混みすぎるときは、周囲の人の身体やカバンが当たったり、音漏れが気になったり、イライラしてしまいます。急に揺れたとき、バランスを崩してしまうことも。

実践ワーク

マインドフル・スタンディング

マインドフルネス

つり革は手をそえるだけにして、両足で体重を支えて立つことを意識しています。

車内が混んでいるので、周囲のことに注意がもっていかれることはありますが、立つ姿勢や身体とくに足裏に注意を戻せると、そこまでイライラしません。揺れたときでも、ふんばっていられるので安定感があります。

ワンポイント・アドバイス

満員電車は身動きがとれない、息苦しいなどといったストレス要因が多く、イライラしやすい環境です。満員電車を避けられないときには、上半身の力は抜いて、下半身でしっかりと立つ姿勢（マインドフル・スタンディング）を意識してみましょう。

ポイントは、ボディスキャンをするような感覚で、両足の足裏から下半身、上半身、頭のラインをまっすぐになっているかどうかチェックしていきます。立つ姿勢に注意を向けることで、重心のバランスを意識したり、電車の振動を感じたり、満員電車でも安定した姿勢を保つことができます。また、**しっかりと立った姿勢を意識できると、呼吸しやすくなるので、ストレスを感じにくくなります。**

37 想定外の遅延を受け止めて対処する

これから出張先に向かいます。天気の影響でダイヤが大幅に乱れていて、乗る予定の新幹線に遅延発生。もし、あなたがこの状況だったら、どう反応するでしょうか。

オートパイロット

「こんなときに大幅遅延しているなんて……。どうしよう」

新幹線が遅延していることにイライラし、出張先への到着時間が間に合わないことに焦って、地に足がつかず、何も対処できていません。

実践ワーク　ボディスキャン

マインドフルネス

「こんなときに遅延か……。しょうがない」

と、地に足がついていないことに気づき、身体に意識を向けて、「天気なので仕方がない」と起こっている事態を冷静に受け止めています。取引先への連絡や乗り継ぎ先のチケット変更など、一つひとつ落ち着いて対処していきます。

ワンポイント・アドバイス

新幹線の大幅遅延など想定外の大きなストレス要因が生じると、衝動的な強いストレス反応をともないます。ストレスホルモンが分泌され、過度にイライラしたり、焦ったりすると、何も対処できなくなってしまいます。そうなってしまう前に、ボディスキャンをして地に足をつく感覚を取り戻しましょう。**自分でコントロールできないものは受け止めて、自分でコントロールできるものに対処するしかありません。**

「その一言にイラっとしたら、息を吐く」で紹介したSBNRRワークは実用的です。まず立ち止まり、呼吸することで、状況に気づき（Notice）、よく考えて（Reflect）、よりよい対処（Respond）ができるようになります。

38 エレベータの中は三呼吸できる場所

エレベータでの移動中。フロアを移動する手段であり、何気なく通り過ぎてしまう場所であっても、ここぞとばかりに活用できるかもしれません。

オートパイロット

エレベータに乗るとき何をしているのか、とくに覚えていません。
一人のときはスマホを見ているか、人が多く乗っているときは何となく気まずいので階数の表示を見ているか、ぐらいです。

実践ワーク 三呼吸

マインドフルネス

エレベータに乗るとき、三呼吸しています。

人が多く乗っていても、ていねいに呼吸に注意を向けていると、気まずさはとくに感じないですし、気持ちの入れ替えもできます。私にとって、エレベータはマインドフルになれる場所です。

ワンポイント・アドバイス

オフィスやマンションなどでエレベータに乗っているとき、意識的に過ごしている方はそう多くないでしょう。実践者の多くは、時間を決めるより、場所を決めるほうが定着しやすかったといい、とくにエレベータの中をおすすめしています。

通常の三呼吸はゆっくりと深く3回呼吸することですが、1回の呼吸ごとに注意の向け方を変える方法もあります。**1回目は呼吸に注意を向ける、2回目は身体に注意を向ける、3回目はいま大切にしたい意図を確認する**、というものです。ていねいに息を吐いて吸って、しっかりと立ち、いまここに立ち返ることで、深呼吸を3回するよりも気持ちが落ち着いたり、切り替えになったりするでしょう。

エレベータの中を三呼吸で過ごす場所にしてみませんか。

39

全体に注意を向けてクルマを運転する

クルマを運転することはたまにあります。平日の出張や休日の旅行などでの運転が気晴らしになるのは、マインドフルネスと何か関連あるのでしょうか。

オートパイロット

クルマの運転は、もちろん安全運転を心がけています。ナビに任せたルートは車通りが多く、歩行者は少ないので、車線変更と交差点だけ気をつければ大丈夫です。

実践ワーク

マインドフル・ドライブ

マインドフルネス

クルマの運転中には、リラックスしながらもいまに気づき続けることが大事です。ナビに任せたルートで歩行者が少なかったとしても、フロントをはじめ、サイドやバックミラーなどいくつも注意を配っていくことで安全運転をすることができます。

ワンポイント・アドバイス

クルマの運転には、目的地への移動と運転そのものを楽しむ両面があり、これを兼ね備えているのがマインドフル・ドライブです。

マインドフルネスでの注意の向け方には、ある特定に対して集中する（focused attention）と、全体的に注意を向ける（open monitoring）という2種類があり、運転は後者に当てはまります。一点だけに注意が向いてしてしまうと、安全不確認や脇見運転などの事故を起こしかねません。

ドライブで気晴らしになるのは、**運転中での注意の向き先が多くあり、仕事や気になっていることと認知的な距離を置ける、一時的に離れられる**ためです。

40

空を見上げて気持ちを切り替える

一人で外を歩いているとき。仕事から離れていても、不安や心配などが次々とわき上がってきて雑念が離れません。あなたもそんなときはありますよね。

オートパイロット

「なんで、こんなにも不安や心配になっているんだろう……」
ジャーナリングで書き出したり、散歩したりしても、なかなか気持ちが収まりません。うつむきがちだと、余計に気分が沈んでしまいそうです。

実践ワーク

ラベリング

マインドフルネス

「ここまで、不安や心配になることはめったにないな……」

ジャーナリングやウォーキングをしても、収まらないときもあります。気分を上げようと、ふと空を見上げてみました。流れゆく雲を眺めていると、少しは気が晴れてきました。

ワンポイント・アドバイス

注意がいまに向いていないほど、未来や過去にさまよってしまい、不安や心配、後悔などが頭の中でぐるぐるしてしまいます。ジャーナリングをしたことで、より自覚してしまい、さらに気になってしまうこともあり得ます。そんなときは、空を見上げて、しばらくの間、眺めてみましょう。一つひとつの雲について気になることをラベリングし、**雑念を消そう、収めようと執着せずに、他人事のように眺める**ことがポイントです。

浮かんでいる雲の形が変わったり、風に流されたり、いつの間にか消えているかもしれません。あなたの気持ちも雲と同じく変わりゆくものです。たまには空を見上げて、自分の心の天気模様を眺めてみましょう。

41

帰宅するまでの道のりをゆっくり歩く

駅から自宅までの帰り道。あなたがふだん行き来している道では、どんなペースで歩いていますか。歩くペースを意識すると、何が変わってくるのでしょうか。

オートパイロット

ふだんから、わりと早めに歩いています。歩くペースを意識することはほとんどありませんが、家に帰るのも急いでいるので、自宅でもバタバタしています。

実践ワーク

マインドフル・ウォーキング

マインドフルネス

できるだけ、ゆっくり歩くことを意識しています。歩くペースを少し落とし、一歩一歩の感覚にも気づいてみると、見えてくる景色や気分が変わってきます。また、家に帰るときまでに仕事モードから切り替えられる感覚もあって、自宅でくつろげるようになります。

ワンポイント・アドバイス

日常的に、歩数や歩く距離をアプリやスマートウォッチで計測されている方はいらっしゃいますか。歩くことに注意を向けるマインドフル・ウオーキングで、歩くペースも意識してみましょう。**歩くペースを変えることは、気分の入れ替えギアになる**からです。早いペースでは視線が下向きになって落ち着きがなくなりますが、逆にゆっくりとしたペースでは視線は上がってストレス解消や気分も上がる傾向があります。帰宅時にゆっくり歩くことは仕事モードから切り替えられるので最適です。

毎日の同じ通勤ルートでも行きと帰り、平日と休日と、自分にとって心地よい歩くペースを探してみてください。

第7章

休日に
マインドフルネス7選

各事例の締めの第7章は、休日こそ活用したいマインドフルネスの場面を紹介します。

実践ワークを大きくとらえると、休みの日は休むことに注意を向ける、仕事をするときは仕事に注意を向けるということです。

休日に、好きな趣味に没頭したり、身体や心をメンテナンスしたり、自分に対してご褒美をあげることはマインドフルネスなひとときと言えます。「これがマインドフルネスだったのか」「私がいままでやってきたことと同じ」と思う方もいらっしゃるでしょう。

ここまで自宅や仕事、出先の事例を見てきましたが、平日休日問わずに、あなたの生活リズムやスタイルに合わせて取り組んでいけると、いつでもどこでもマインドフルネスになっていくことでしょう。

42 心ゆくまで大好きな趣味を楽しむ

ようやく迎えた週末。仕事や家族のことを気にせず、夢中になれる趣味や没頭するほど好きなことに向き合えると、心が休まる時間になりますよね。

オートパイロット

「今日もひまつぶしにオンラインゲームでもやろうかな」とコントローラーを持ち、慣れた手つきで操作しています。新しいストーリーがはじまっていたりエリアが拡張されていて、気づいたら休憩せずに4時間も経っていました。

実践ワーク マインドフル・ホビー

マインドフルネス

「今日の午前中は思いっきりオンラインゲームを楽しもう！」

2時間を目安にタイマーをセットし、ログインしました。新しいストーリーやエリアの拡張もあって、まだまだやりたい気持ちもあるものの、タイマーが鳴ったところで今日は十分満足。続きは次回楽しむことにします。

ワンポイント・アドバイス

ゲームやアニメ、スポーツなど大好きな趣味を心ゆくまで思う存分に楽しんでいるとき、まさにマインドフルな状態です。**あなたが楽しんでいる趣味はマインドフルネスといえる**のです。

時間を忘れるほど没頭したり夢中になったり、注意がそれずに向き続けているのは、高い集中力を発揮するゾーン状態ともいわれます。スポーツ選手やアーティストでマインドフルネスの実践者は多く、いまここにいる感覚を研ぎ澄ますことで、ピークパフォーマンスを出せるようです。

一方、楽しみすぎて気づいたら時間を想定以上に費やしてしまうこともあります。大好きな趣味でも、こまめな休憩をお忘れなく。

43
サウナでは頭と心を空っぽにして整える

近年の「整う」ブーム。サウナ好きの友だちに誘われて、評価の高い施設に行くことになりました。サウナでととのうって、どういうことなのでしょうか。

オートパイロット

「うあ、この部屋、熱っ。ヤバっ」

「入ってからいま何分経った？　あと何分いると整うの？」

「熱くて辛いからもう出たい……」

とむしろ乱れてしまい、まったく整わなかったです。

実践ワーク　ボディスキャン

マインドフルネス

「この部屋の温度は、90℃か」

「時間を気にすることなく、考えごともしないようにしよう」

「腕とお腹まわりで熱さの感じ方が違うな」

といまここの時間を過ごせて、心身ともに整いました。

ワンポイント・アドバイス

サウナで整うとは、サウナ↓水風呂↓外気浴による深くリラックスした状態です。サウナ中に考えごとや時間を気にせず、身体の感覚に注意を向けていると、いつしか頭と心が空っぽになっている瞬間があります。その瞬間はまったく雑念が浮かんでいない状態です。

サウナではマインドフルネスを体験しやすいといわれますが、共通点は自律神経の調整です。サウナでは外部環境変化によって、マインドフルネス瞑想では呼吸によって自律神経に働きかけることで、**交感神経と副交感神経のバランスがいい具合に調整されるため、整う**というわけです。

44

姿勢を意識しながらジョギングする

週末ジョギングをはじめました。コロナ禍以降、運動不足や体重維持を気にして、自宅近くを数キロ程度走っていますが、何を意識すると楽に走れるでしょうか?

オートパイロット

「やはり走るのは気持ちいいなぁ」

「前に走っている人はペース速いなぁ、がんばってついていこう」

「はあはあ、もう疲れてきた、バテてしまった……」

と走るペースが乱れて、心の声が騒がしくなってきました。

実践ワーク

マインドフル・ジョギング

マインドフルネス

「走っていることを楽しみたい」という意図を持って、しばらく走っていると雑念がわいてきました。雑念を脇に置いて、走っている姿勢や上半身と下半身の動き、足裏で着地する感覚などを意識していると、いいペースを保てて楽しく走ることができました。

ワンポイント・アドバイス

ジョギングやランニングするときに雑念がわきやすいと感じる方はいることでしょう。音楽を聴きつつ、心拍数やペースを意識し、考えごとをするなどマルチタスクで忙しいからです。そこで、ボディスキャンの応用として、走っている姿勢や身体の部位に注意を向けるマインドフル・ジョギングを試してみてください。**身体はずっと動き続けているので注意の焦点を当てやすく、雑念がわきにくくなります。**

『調子いい!がずっとつづくカラダの使い方』(仲野孝明著/サンクチュアリ出版)では、疲れない走り方のコツとして、背筋をまっすぐにして立つ、上半身を前に傾けて足を出す、脚にムダな力を入れず重力に任せるとあります。

45 ドリップコーヒーの香りを味わう

行きつけのカフェでは、毎回ドリップコーヒーを注文します。「本日は、コロンビア産のブレンドです」とマグカップを受け取り、どのような時間を過ごすでしょうか。

オートパイロット

コーヒーを片手に、雑誌を読みはじめています。

ページをめくるたびに雑誌から目を離さないままマグカップを手にして、味や香りを気にすることなく、すすっています。

実践ワーク

マインドフル・コーヒー

マインドフルネス

コーヒーを両手で持って、淹れたての香りやあたたかさを感じています。飲むときは雑誌のページをめくる手を止めて、マグカップを手にし、コーヒーの味わいや風味を感じています。この時間は至福のひとときです。

ワンポイント・アドバイス

お気に入りのカフェでの過ごし方は、オートパイロットにもマインドフルネスにもなり得ます。雑誌を読みたい、休日にゆっくりしたいなど、意図によりますが、淹れたてのコーヒーの香りに触れて、最初の一口、二口をマインドフルに味わうのが、マインドフル・コーヒーです。この**一口を意識できると、いつものドリップコーヒーでも豆による苦味や酸味、コクなどの違いを楽しむことができます。**

また、ご自身でドリップされる方もいるでしょう。コーヒー豆を挽く、挽いた豆にお湯を注ぐ、蒸らすなど、一つひとつの工程ごとにていねいに注意を向けるとマインドフル・コーヒータイムとなります。

46 出来事と気持ちを手帳に書き込む

今週もがんばりました。持ち歩いている手帳を開いて、書き込んだ予定やメモを眺めながら1週間を振り返るのは、自分にとって大切にしたい時間です。

オートパイロット

いつもスケジュール管理している手帳を開きます。今週の予定やメモを確認して振り返っていたのに、いつの間にか残りのタスクや来週のやることを書き出していました。

実践ワーク

ジャーナリング

マインドフルネス

いつも持ち歩いているジャーナリング用の手帳を開きます。

「今週一番印象に残ったこと、その理由は?」をテーマに、起こった出来事や考えだけではなく、そのときの気持ちも含めて手書きしています。

あとから読み返すことで、経験や気持ちを振り返り、気づきが深まります。

ワンポイント・アドバイス

振り返りは、起こった出来事に対して気づきや学びを得て、次に活かすために行うものです。仕事やプライベートでの経験を定期的に振り返るために、日次や週次、月次で手帳に書き込む人も多いでしょう。

マインドフル的な振り返りとして、気持ちまで書き出すジャーナリングがおすすめです。思考や行動だけではなく、気持ちの整理がつくことで、本当は何が必要だったのかを振り返り、よりよい行動は何かを意識的に選択することができます。『フルライフ』(石川善樹著/NewsPicksパブリッシング)でも、To Feelの振り返りをすることで、かけがえのない1日を実感できるようになるとあります。

47 友だちとのおしゃべりを受け止め合う

友だちのFさんと久しぶりに会っています。大学時代から何でも率直に話をできるつき合いで、「仕事の調子はどう？　元気？」という会話からはじまります。

オートパイロット

F「仕事は忙しいけど、元気にやっているよ」
私「しかし、今日の天気は暑いねえ」
F「ところで、学生時代にハマっていた映画の続編やるんだって」
私「最近は、観葉植物にハマっているよ」
とそれぞれ好き勝手に自分の話をしています。

実践ワーク　マインドフルな会話

マインドフルネス

F「仕事は忙しいけど、元気にやっているよ、そっちは？」
私「元気でよかった。自分も元気だよ、まあまあ忙しいかな」
F「うん、お互い元気で何より。ところで学生時代にハマっていた映画の続編って」
私「そうそう、あの映画の続編、楽しみ！」
とお互いの話を受け止めています。

ワンポイント・アドバイス

友だちとの会話は、近況をシェアしたり、懐かしい話を思い出したり、楽しいものです。気ままなおしゃべりでは、話が盛り上がるにつれてボールを投げてもそのボールをキャッチすることなく、別のボールを投げ合うことも、ときにはあるかもしれません。

お互いの話をしっかりと受け止め合うのがマインドフルな会話です。「うん、そうだね」「そうそう」といったん受け止めたとリアクションをすることで、1つのボールごとにキャッチボールが成立し、ボールのやり取りがはずみます。

家族や会社での会話でも、いったん受け止めることを意識してみてください。受け取ったと反応することで、会話のズレが起こらないようになります。

48

自然あふれる場所でリフレッシュする

待ちに待った三連休。日常を離れて自然あふれる場所へ行くのは、とても気持ちがいいものです。あなたの心と身体が満たされるお気に入りの場所はどこでしょうか。

オートパイロット

「ようやく着いたね、ここでも撮ろうか」
移動中や目的地に到着してからも、キャンプの風景や体験をＳＮＳに投稿したいので、自撮り棒を片手にスマホのカメラで撮り続けています。

実践ワーク

深呼吸

マインドフルネス

「ようやく着いたね、気持ちいい！」

車窓から見える景色や家族との会話を楽しみ、目的地に到着しました。思いっきり自然の空気を感じられると、呼吸も深くできるようです。すっきりリフレッシュできました。

ワンポイント・アドバイス

休日は思いっきりストレス解消したい、リフレッシュしたい方にピッタリなのは、自然を感じられる場所へ行くことです。**デジタルガジェットから距離を置いて、山や海、川など自然に囲まれていることを満喫し、大きく深呼吸してみましょう。**

身体や心にたまったものを吐き出し、新鮮な空気を取り込むように深呼吸すると、五感で自然を感じたり、自分とつながれる感覚も生まれたり、心身ともに気持ちよさを感じることができます。キャンプでの焚き火や自然の音に触れるのも、自律神経の調整に効果的です。マインドフルネスを深く体験できるリトリート[※4]形式の講座もあります。

※4　リトリート
数日の間、日常から離れた環境に身を置き、いつもと違った体験を楽しむこと。旅先の観光地を楽しむというよりは、自分自身に意識を向け、ゆったりとした時間を過ごすのが一般的。

□ 24： いまここに注意を向けて作業ミスを防ぐ
□ 25： トラブル対応前、まず心を取り戻す
□ 26： しんどいときほど自分にやさしくする
□ 27： 将来の不安やモヤモヤを書き出す
□ 28： 在宅ワークの仕事終わりも一呼吸
□ 29： 部下との1on1で話を聴くことに集中する
□ 30： 商談中、内容とともに気持ちも受け取る
□ 31： 会議冒頭にみんなのいまここを共有する
□ 32： 意見や気持ちをさらけ出して対話する
□ 33： 自分の言葉で想いやビジョンを伝える
□ 34： 辛そうな同期の仲間に思いやりを届ける
□ 35： 電車などの乗り換え待ちに一呼吸する
□ 36： 満員電車での通勤中、しっかりと立つ
□ 37： 想定外の遅延を受け止めて対処する
□ 38： エレベータの中は三呼吸できる場所
□ 39： 全体に注意を向けてクルマを運転する
□ 40： 空を見上げて気持ちを切り替える
□ 41： 帰宅するまでの道のりをゆっくり歩く
□ 42： 心ゆくまで大好きな趣味を楽しむ
□ 43： サウナでは頭と心を空っぽにして整える
□ 44： 姿勢を意識しながらジョギングする
□ 45： ドリップコーヒーの香りを味わう
□ 46： 出来事と気持ちを手帳に書き込む
□ 47： 友だちとのおしゃべりを受け止め合う
□ 48： 自然あふれる場所でリフレッシュする

ワーク① あなたの活用チェックシート

48個の事例のなかで、あなたの日常生活のなかで取り入れたい、取り入れられそうな事例にチェックを入れてみましょう。

□ 1：朝起きて、ていねいに洗顔する
□ 2：信号待ちは絶好のマインドフルタイム
□ 3：ランチを味わい、豊かな時間を過ごす
□ 4：プレッシャーを感じたら、書き出す
□ 5：忙しいときは、状況と心を観察する
□ 6：気晴らしにカフェまでお散歩する
□ 7：悩んでいる同僚の話に耳を傾ける
□ 8：その一言にイラっとしたら、息を吐く
□ 9：寝るときは、身体に意識を向ける
□ 10：休日に仕事のことを考えても脇に置く
□ 11：鏡ごしの自分に今の気持ちを問う
□ 12：今日の予定や気分に合わせて着替える
□ 13：心と愛情を込めて食事の支度をする
□ 14：子どもの話を聴いて、家族団らん
□ 15：怒りを覚えても、適切な反応を選ぶ
□ 16：片付けや掃除は心の休息になる
□ 17：お風呂はいい香りでリラックスする
□ 18：自分だけのくつろぎ時間は音楽三昧
□ 19：眠れないときは気がかりを吐き出す
□ 20：パソコン起動中に呼吸を整える
□ 21：集中したいときはデスクを片づける
□ 22：メッセージ送信前に深呼吸をする
□ 23：小休憩に一粒のチョコレートを食べる

COLUMN 6

「注意を向ける」ということ

本書では「注意を向ける」という言葉遣いが50回以上も登場してきました。「コラム①覚えておきたいマインドフルネス用語」で触れましたが、ここでもう一度、深めてみましょう。

日本語で「注意」というと、辞書的な意味では

- 悪いことが起こらないように警戒すること。用心すること
- 気をつけるように傍らから言うこと

とあり、このマークを思い出す方が多いのではないでしょうか。

英語で「注意」をattentionといい、attendの語源をたどると、何かへ向かう、心を伸ばすとあります。

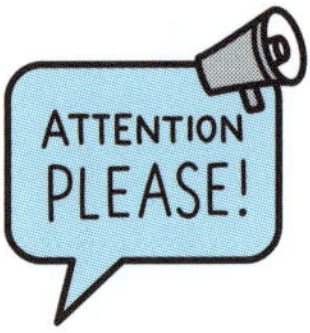

マインドフルネス用語の注意を向けるとは、英語のattentionのニュアンスをもとに、意識する、気をつけるという意味合いで用いられています。客室乗務員による「Attention please（ご注目ください）」と同じなのです。

第8章

習慣化で人生が楽しくなる

無理なく続く「習慣化のコツ」を知る

誰にでも長くは続かなかった経験は、一度や二度はあるのではないでしょうか。ダイエットや運動、禁煙などの生活習慣もあれば、英会話や資格勉強の学習習慣など、勢いよくチャレンジするものの三日坊主だったり、忙しくて時間を確保できなかったり……。もしかすると、マインドフルネスもその1つかもしれません。

反対に、これまでに長く取り組んで習慣にできたこともあるでしょう。健康面でやらざるを得なかった、とにかく気合でがんばった、心地よくて気づいたら習慣になっていたなど、そのときに意識して工夫したことを思い出してみてください。

本書の締めとして、第8章ではマインドフルネスを着実に続けられるように、習慣化のコツやノウハウをはじめ、すでに習慣にしている実践者の声や変化の過程などを、あなたのイメージのなかに取り入れていきます。習慣化している自分の過ごし方を想像できるようになったら、もう「いつでもどこでもマインドフルネスの実践者」の一人です。

習慣とは、繰り返して獲得されるもの

あなたは、これまでに習慣化のコツを学んだことはあるでしょうか。

マインドフルネスを習慣にしたいと思っているのに、押さえるべきポイントを知らずに、とりあえずやってみるものの続かないというのは、実にもったいないことです。

まずは、習慣とは何ぞや、習慣のメカニズム、研究やデータによるノウハウなどを見ていきましょう。ここを押さえることで、習慣化する確率が上がっていきます。

そもそも習慣とは何でしょうか。

辞書を引くと「長い間繰り返し行ううちに、そうするのが決まりのようになったこと」「学習によって後天的に獲得され、反復によって固定化された個人の行動様式」とあります。ここでは2つを合わせて「習慣とは繰り返して獲得されるもの」としましょう。

私たちが日常的に繰り返している習慣には、とくに健康面では好ましい習慣と好ましくない習慣があります。

たとえば、好ましい習慣には、規則正しい睡眠リズム、健康的な食事、定期的な運動、

適度なストレス解消などがあり、その裏返しで、好ましくない習慣は、不規則な睡眠リズム、不健康な食事、過度なアルコール摂取や喫煙、運動不足など、があります。

健康を維持できるよう好ましい習慣を獲得するのには努力がいる、好ましくない習慣はすぐ獲得できてしまうと感じるのは、何が影響しているのでしょうか。

習慣化されるメカニズムとは？

習慣化のコツとして、全世界でベストセラーの『習慣の力』（チャールズ・デュヒッグ著／早川書房）で解説されている**「習慣化のメカニズム」はとてもわかりやすい考え方**です。

この書籍によると、習慣とは「脳が『報酬』という快感や満足感を得るために、同じ行動を繰り返すことで形成される」とあります。先ほどの好ましい習慣と好ましくない習慣の感じ方の違いは**「脳への報酬」**がポイントとなっていたのです。

繰り返して獲得する行動によって脳へ与える影響があり、その仕組みを理解することで、より取り組みやすくなるため、具体例を交えて見ていきましょう。

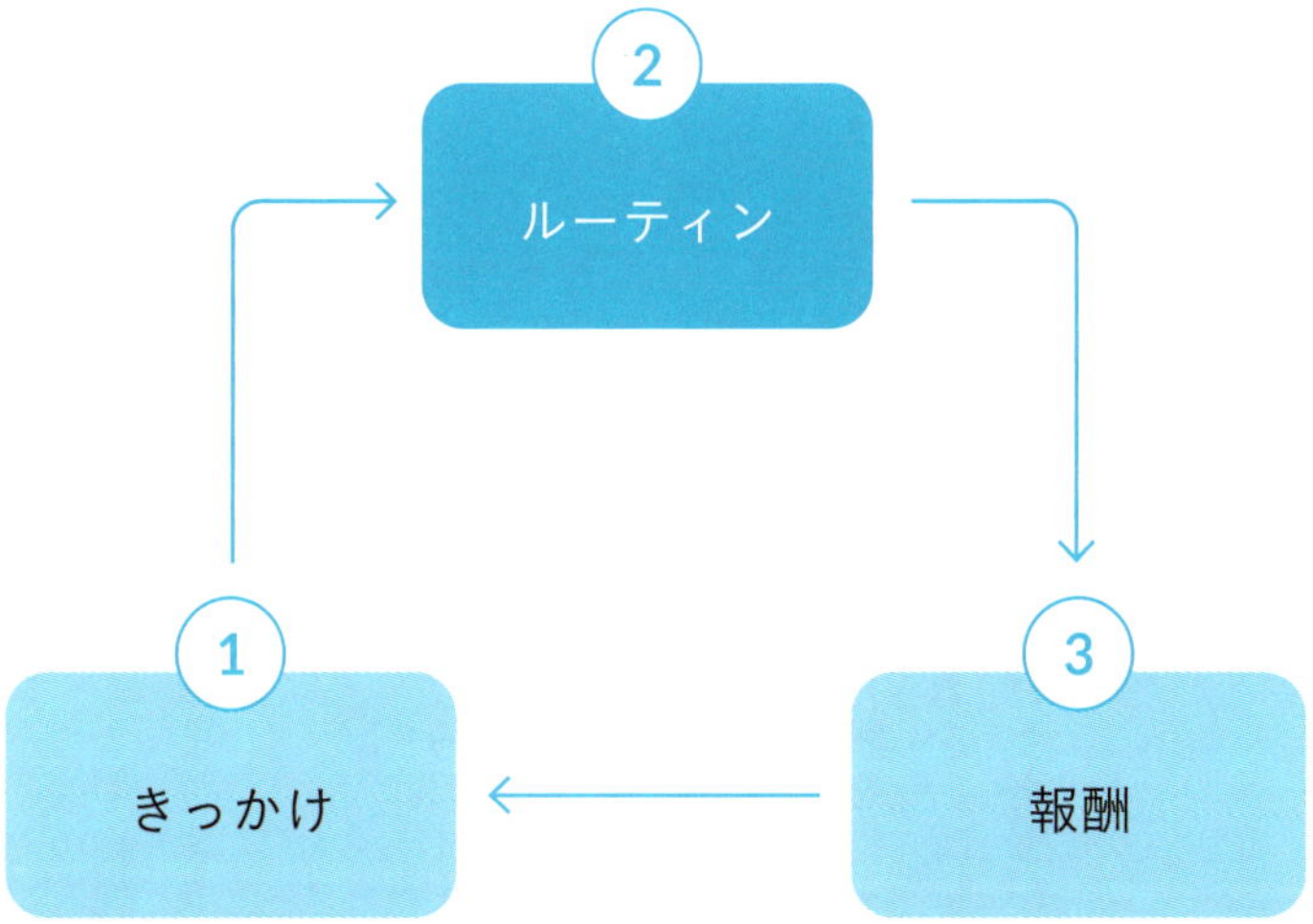

脳の神経回路に基づいた習慣化のメカニズムは、こちらの図にあるように、①きっかけ→②ルーティン→③報酬の3つの要素によって「習慣ループ」がつくられていきます。

①きっかけ　：習慣を実行するきっかけとなるもの
②ルーティン：習慣として行う行動
③報酬　　　：行った行動によって得られる快感や満足感

新しい習慣を確立するには、**①きっかけと③報酬に気づき、②ルーティンのみを差し替えていく**のがポイントです。脳は同じような報酬を得られるのであれば、行動が変わってもいいということです。

例えば、おすすめ活用事例の「1 朝起きて、ていねいに洗顔する」（p.100）を参照して、習慣ループを見てみましょう。

①きっかけ：「朝起きた」と気づく

②ルーティン：スマホをいじる（オートパイロット）

⬇

ていねいに顔を洗う（マインドフルネス）

③報酬：「気持ちいい」と気づく

脳は「気持ちいい」という報酬を得るために、これまでは無意識にスマホをいじって欲求を満たしていました。それを、ていねいに顔を洗うという行動（②ルーティンを差し替え）でも、気持ちいいという実感がわくと、脳は同じ報酬を得たことになります。

これを毎朝、繰り返していくことが「習慣ループ」となり、新たな習慣として定着していくようになります。

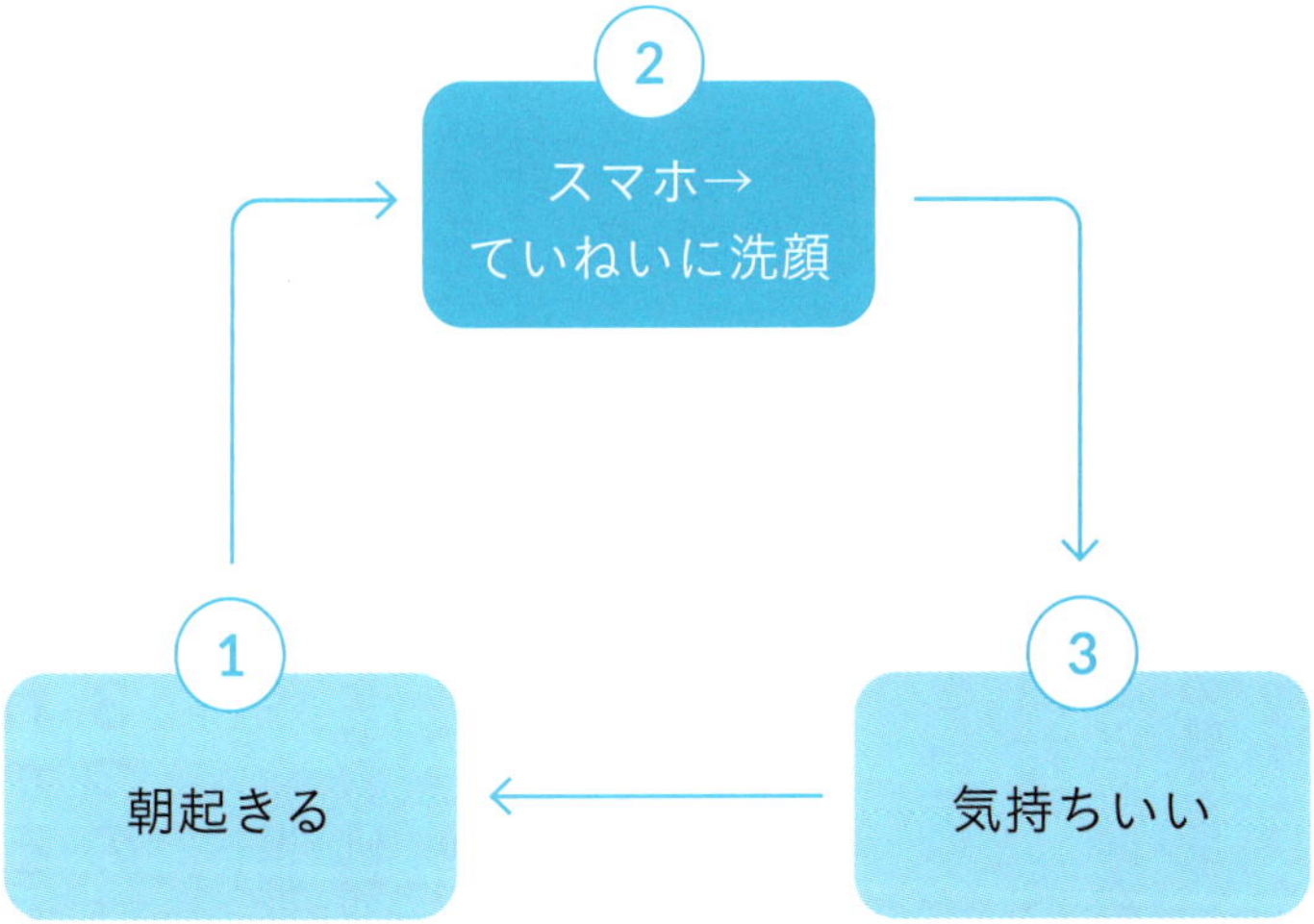

オートパイロットでは、③報酬に気づかないままスルーしてしまいがちですが、マインドフルネスでは「心地いい、楽しい、うれしい」などの気持ちや感情に気づくことができます。**しっかりと実感することが新しい習慣ループをつくり、定着につながる**のです。

研究やデータでわかる、実践するための3つのノウハウ

習慣化のメカニズムに続いて、習慣形成や維持するための実用的なノウハウを見ていきましょう。心理学や行動学などの研究やデータには具体的な方法が示されていて、いずれも試してみる価値があるものばかりです。

私自身、習慣に関する書籍や記事などを参考にいくつも試してきたなかで、役に立ったノウハウを3つにまとめてみました。あなたもすでに活用していることもあるかもしれませんが、一つずつ見ていきましょう。

1つ目は、**新しい習慣が身につくまでにある程度の時間が必要**だと知ることです。

ロンドン大学の調査によると**「平均66日」**かかるとされています。行動の種類や個人による違いはありますが、毎日一貫して同じ行動をすることで、簡単な行動は短期間で習慣化しやすく、複雑な行動ほど時間がかかる傾向がありました。

習慣化にかかる時間は行動の難易度によって影響を受けますが、約2か月はかかるものだと知っていると、途中で挫折しにくくなります。

2つ目は、**自分はその行動ができているという自己効力感を高めていく**ことです。「小さな習慣から始める」「具体的な行動目標を設定する」「ハビットトラッカー[※5]を活用する」などは自己効力感につながる代表的なノウハウです。どれも実行しやすく達成感を得やすい、モチベーションを保つ秘訣となります。

私がランニングを習慣化していったときは、「マラソン大会にエントリーする」「シューズを買う」「3キロを走る」「アプリで計測する」など、低めのハードルを設けて、確実にクリアしていけるゲーム感覚のように取り組んだことで、定着していきました。

3つ目に、**実行しやすい仕組みや環境を整える**ことも有効です。「仲間といっしょに実践する」「目に見える場所にアイテムを置く」ことは、習慣ループ

※5 ハビットトラッカー（habit＝習慣、tracker＝追跡者）
あなたの毎日の習慣が実行できたかどうかを追ってゆく、日ごとに書き込むチェックリストのこと。日々やることを整理するための方法のひとつ。

の「①きっかけ」となります。とくに仲間といっしょに実践することは、周囲のサポートを得てお互いに続けやすい仕組みとなり、楽しさを感じることで「③報酬」にもなります。個人的には、がんばらなくても続けられるのが望ましいと思っており、3つのなかでもとくに意識している部分です。

ここまでに、知っておきたい習慣化のコツやノウハウに触れてきて、無理なく続けられそう、習慣化できそうと思えてきたでしょうか。つまづいたときには、何度も読み返してみてください。

それでは、いよいよマインドフルネスの習慣化について深めていきましょう。

マインドフルネスを習慣にしよう

習慣化のコツやノウハウを知っていても、なかなか定着までに至らない、やっぱり難しいと感じている方もいるでしょう。

私がマインドフルネス研修やワークショップで講師をするときには、自分自身のストーリーをお話しするようにしています。実際、こんな苦労があった、こういう工夫をして乗り越えたという試行錯誤の様子を含めてお伝えすることで、自分ごとに引き寄せてイメージしていくことができるためです。

ここからは、私のストーリーと実践者の声を紹介し、あなたも歩むであろう気づきや変化の道のりを案内していきます。**最も重要なことは習慣すること自体ではなく、習慣した先にある自分はどう過ごしたいか、どうありたいのかという意図**になります。

私が習慣にしていくまでの過程

まず、私が10年前マインドフルネスに出会い、習慣にしていく過程を紹介します。はじめてマインドフルネスを学んだプログラム（SIY）では、2つの習慣化サポートツールの提供がありました。28日間チャレンジという「1日1通のメール」と、1日ごとに実践したワークや気づきをメモする「ワークシート」です。

私は学んだことを仕事に活かせるように、メールを開くタイミングで一呼吸や三呼吸をわずかな時間でも愚直にやっていたのを覚えています。

当時の私自身の様子を思い返すと、頭の中では常に先読みしている状態、時間に追われるように過ごすなか、いち早くメール処理することを一呼吸で立ち止まることに置き換えていきました。習慣ループでいう「②ルーティン」を差し替えて、気持ちのよさを感じていたことになります。

約1か月の28日間チャレンジが終わってワークシートのメモを見返すと、実践できなかった日もありました。仕事が忙しくてメールを見たまま、あとでやろうと思っていても忘れていたり、そもそも休日にメールを見ていなかったり。メールではスルーしてしまうこともあったので、カレンダーに定期登録したり、デスクにスノードームを置いたり、確実に目に入るよう工夫してできるようになりました。これは「①きっかけ」を意識したといえるでしょう。

また、このワークシートを眺めて、約1か月経ったときの自分の変化を実感できたことはいまでも印象に残っています。始めた当初の気づきメモはあまり実感もなく一言程度でしたが、終わるころには実践した所感や気持ちも含めて真摯に自分と向き合っている内容になっていたのには驚いたものです。結果的には3か月ほどワークシートの記載を続けることになり、大きな「③報酬」を得ていたように思います。

このように、私の場合、偶然にも「習慣ループ」をつくっていました。ルーティンを差し替えて、きっかけを組み込み、手応えを感じたことで、しっかりとマインドフルネスを習慣化することができて、今に至っています。

料理や写真、山登りなど好きなことに
マインドフルネスを取り込むことで、
気づいたら習慣化していました

自然のなかを子どもと一緒に歩いていると
心が静かになっていき、
私にとって瞑想的な時間となりました

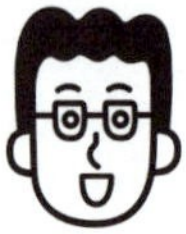

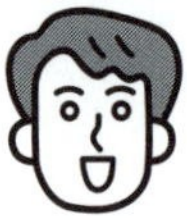

「忙しいからできません」から
「忙しいからこそやるんだよ」ですよね。
心地よさを感じることで、続けられています

実践者が習慣化するまでの苦労や工夫

次に、習慣になっている方々にお聞きした生の声を紹介します。

ある方はマインドフルネスの体験会でいいなと思っても1週間は続けられなかったり、ある方は半年間続けられたにもかかわらず仕事環境が変わって1年以上ブランクがあったりと、定着するまでにはそれぞれに苦労をされてきました。

その苦労の数々で共通するのは、「効果を実感しにくい」「時間をとれない」の2つであり、私も折々に感じてきたことでした。

最初はやっぱり仲間の存在が大きいです。
一人でやるのはなかなかスイッチが入らない。
仲間がいるとお互いに体験をシェアできると、
モチベーションになります

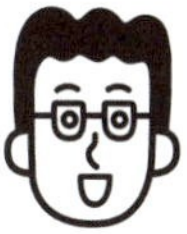

職場では週１回、昼休み中に 20 人くらいでやる
ようになりました。みんなとやるのが超大事です

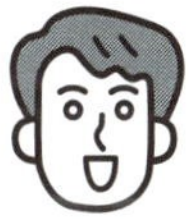

もっと実践していきたい、学び続けたいと思って、
朝のコミュニティに参加しました。
おかげで早起きの習慣も身につきました

一見すると、

「効果を実感しにくい」から時間をとれない
「時間をとれない」から効果を実感しにくい

という鶏と卵の関係のようですが、実践者が工夫されてきたことを聴くと、**先にあるのは「自分なりの効果実感」**です。

また、ご自身が続けられるように、いっしょに実践できる**「仲間の存在」**も大きかったという方は何名もいました。自ら社内勉強会やサークル的な活動などを主催したり、コミュニティに参加されたりするのは実践者ならでは工夫といえるでしょう。

習慣化されている実践者を見ていくと「実感」とともに「意図」を持っている

方々が大半です。**自分にとってどう過ごしたいのか、どう変わっていきたいかという具体的な意図やイメージを持つことが何よりの工夫**となったのでしょう。

気づきや変化、ありたい姿への道のり

第1章では、実践ワークを続けることでの期待される効果として「ストレスが減る」「集中力が上がる」など主なものがピックアップされていました。いくつも効果が箇条書きで並んでいても、自分ごととして実感がわかないと、マインドフルネスを続けていこうとは思えないでしょう。

自分なりの効果や気づき、変化をイメージするには、実践者の声が頼りになります。「実践していくと何に気づけるようになったのか」「さらに実践を重ねるとどのように変わっていったのか」といったリアルなコメントが道しるべとなるからです。

マインドフルネスが定着していく過程では、わりと実感しやすいものからなかなか実感しにくいものまであります。**自ら「こういう過ごし方をしたい」「このように変わっていきたい!」とありたい姿を思い描けるからこそ、コツコツと続けていきたいと思える**

のではないでしょうか。

そこで、私自身が実感してきたことや実践者の経験されてきたことをもとに、気づきや変化、ありたい姿への道しるべとして1つの図にまとめてみました。大きく3つの段階に分けてあり、必ずしもこのように変化していくとは言い切れないものですが、歩み方の1つとして参考になればと思います。

第1段階：いまの状況に気づき、気持ちを整える
第2段階：自分の変化に気づき、毎日が好転する
第3段階：自分らしさに気づき、人生が楽しくなる

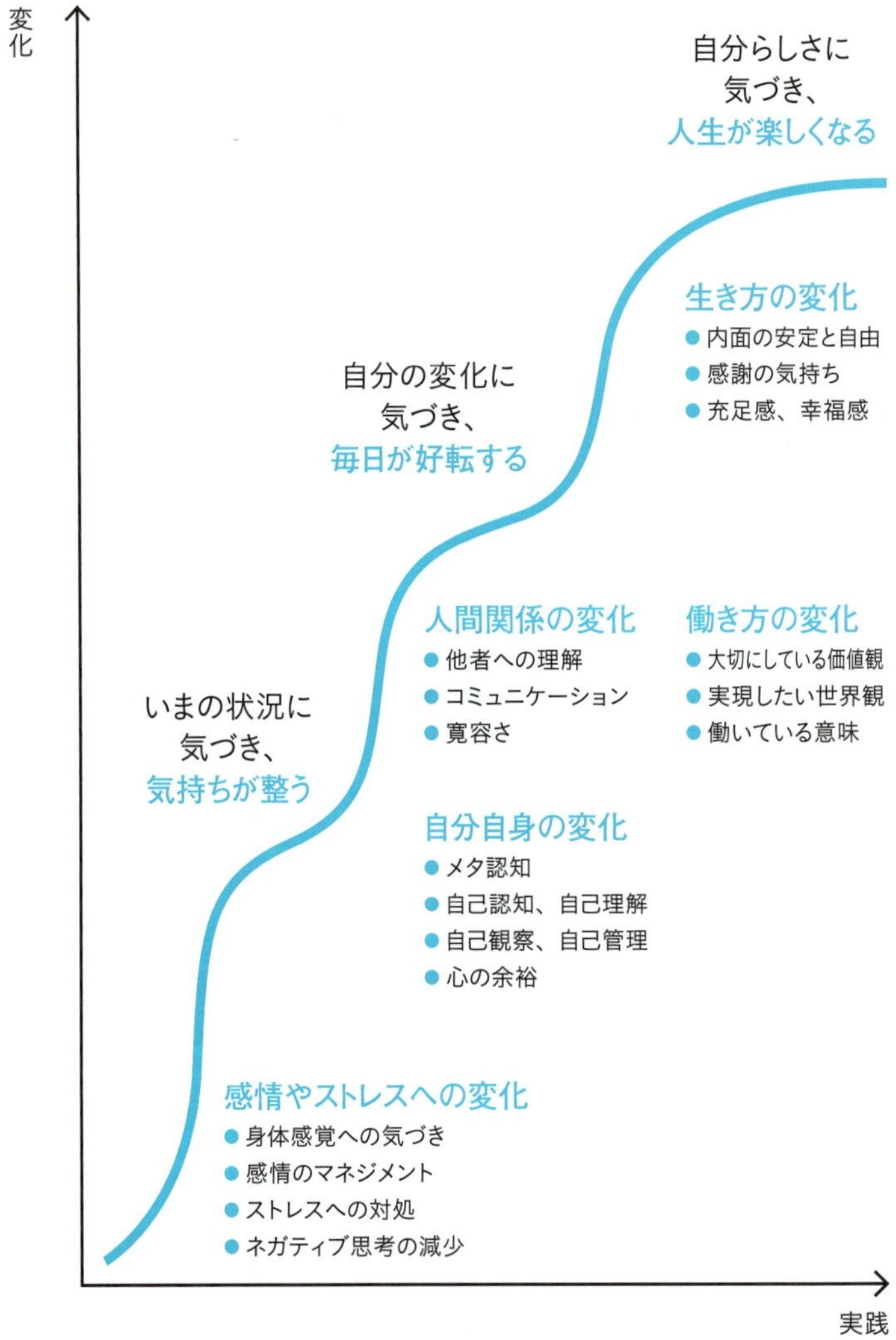
変化
実践
自分らしさに
気づき、
人生が楽しくなる
生き方の変化
内面の安定と自由
感謝の気持ち
充足感、幸福感
自分の変化に
気づき、
毎日が好転する
人間関係の変化
他者への理解
コミュニケーション
寛容さ
働き方の変化
大切にしている価値観
実現したい世界観
働いている意味
いまの状況に
気づき、
気持ちが整う
自分自身の変化
メタ認知
自己認知、自己理解
自己観察、自己管理
心の余裕
感情やストレスへの変化
身体感覚への気づき
感情のマネジメント
ストレスへの対処
ネガティブ思考の減少

第1段階：いまの状態に気づき、気持ちを整える

最初は、実践すればするほど効果を実感しやすく、自分の気持ちを整えることが身につく段階です。

第2章から第7章の各事例にあるような、無意識に過ごしている状態（オートパイロット）に気づいて一度立ち止まり、実践ワークをすることで意識して気づいている状態（マインドフルネス）で過ごせる時間が少しずつ増えていきます。

三呼吸やボディスキャン、ジャーナリングなどの実践ワークを通じて、自分自身の身体や心に起こっていることに気づきやすくなります。マインドフルネスとストレスの関係で触れた、ストレスの要因や反応に気づける、要因と反応の間に距離を置けるようになっていくため、**ストレスや感情とのつき合い方が変わってきた**と感じられるようになるでしょう。

たとえば、

「ストレスへの対処がうまくなった」

「怒りやイライラに振り回されることが減った」
「ネガティブなことばかり考えてしまうことが減った」
など、多くの実践者が共通して言っています。

私自身がはじめて数か月経ったころにまず実感したのは、「緊張しているときほど浅い呼吸になっていて、それを自覚する機会が増えた」ことでした。

とくに、自分のミスによるトラブル対応時には呼吸が浅くて短いことに気づき、深くゆっくりと呼吸すれば身体の緊張がやわらぎ、落ち着いて対応できたという体験が何度もあったことを記憶しています。

他には、「イラっとしそうな一瞬前に胸元まわりがギュッとなることに気づき、イラっとしなくて済む」こともありました。

このような経験が私にとって「仕事に有効なもの」「日常生活に必要なもの」になっていったのです。

習慣的に実践されている方々のほとんども、はじめて3か月から半年くらいのころにはそれぞれに印象的な変化を感じたようです。

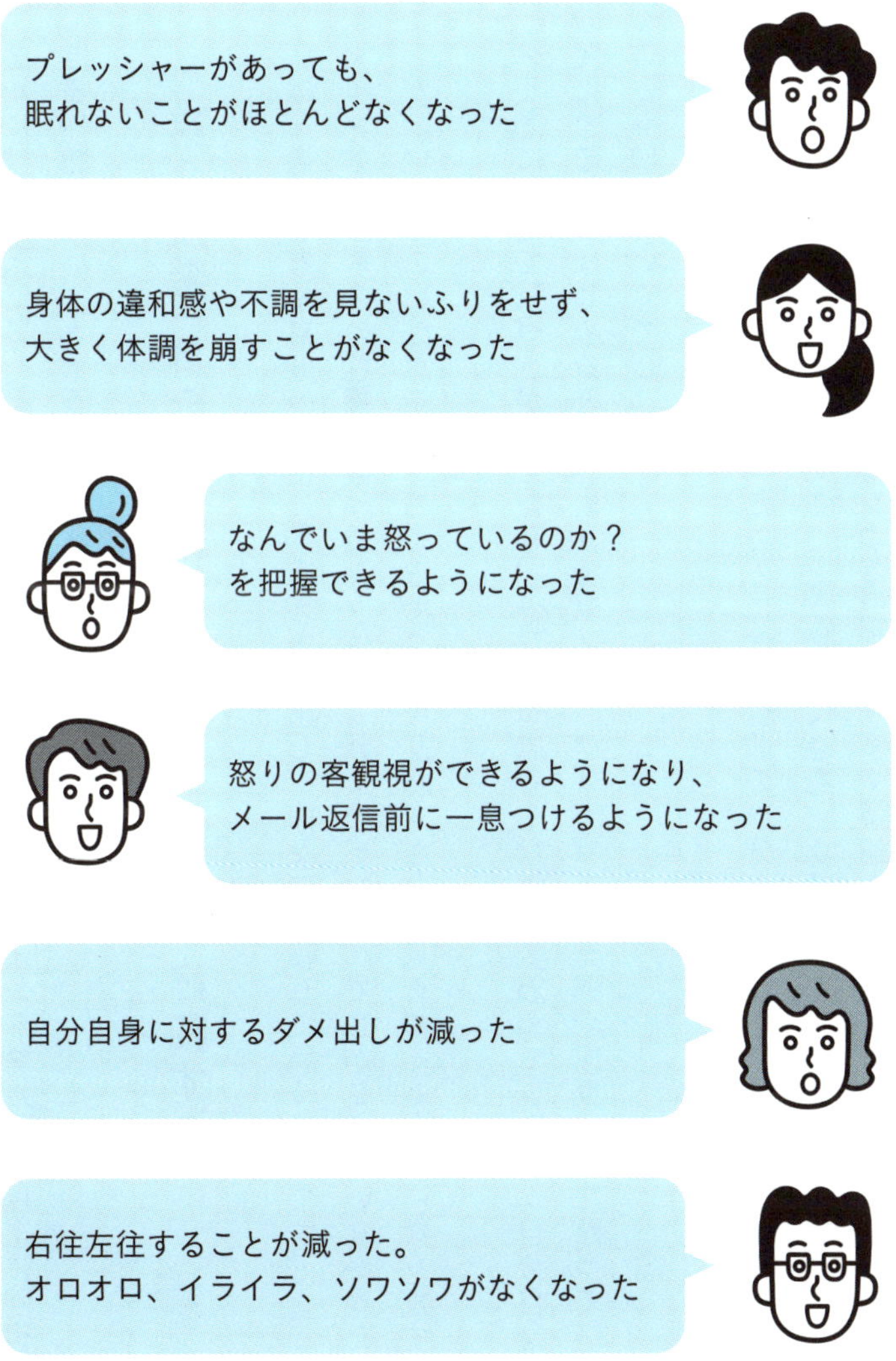
プレッシャーがあっても、
眠れないことがほとんどなくなった
身体の違和感や不調を見ないふりをせず、
大きく体調を崩すことがなくなった
なんでいま怒っているのか？
を把握できるようになった
怒りの客観視ができるようになり、
メール返信前に一息つけるようになった
自分自身に対するダメ出しが減った
右往左往することが減った。
オロオロ、イライラ、ソワソワがなくなったなかには、「感情のブレ幅が以前よりも小さくなった」「マインドフルネス以上に回復できる休憩がない」と言う人もいます。

第2段階：自分の変化に気づき、毎日が好転する

次は、過ごし方や自分の変化に手応えを実感し、徐々に好転していく段階です。

マインドフルネスの意義にあったように、これまでピンボケでしか見えていなかったことが、いまここに注意を向けることでクッキリハッキリと見えてくるようになります。

クリアに見えて気づきが増えたり、少しずつ思考や行動が変わってきたり「自分自身の変化」を感じはじめると、**いままで以上にパフォーマンス発揮や成果につながっていく**ことも増えていくでしょう。

私が継続して2年くらい経ったころには、以前の自分と比べると「メタ認知が高まり、物ごとを俯瞰的な視点でとらえることが増えてきた」ように思います。

役員会議をファシリテーションする役割でうまく議論を取りまとめるようになったり、

自組織でのチームビルディングの取り組み事例を全社向けにワークショップを展開して全社共通のノウハウになったりと、視野が広がって視座も高まった時期でした。

また、社内でマインドフルネスのプログラムを導入したのもこのころです。参加したい社員を呼び掛けて週1回60分、7週間にわたってさまざまなワークを実践し対話する機会を定期的に運営したのは、私にとって大きな変化でした。当時の上司から「最近一皮むけたね、いい動きしているね」とフィードバックいただいたのは、率直にうれしかったのを覚えています。

私以外の実践者も日常に取り入れて1年から3年の間には、「自分の行動や振る舞いが少しずつ変わってきた」「確実に仕事や日常生活にいい影響がある」と言い、「実践しないと調子わるくなってしまう」と言う方も珍しくありません。

これらのコメントを見ていくと「自己認識や自己理解」「自己管理」というキーワードでまとめることができます。複雑で変化が激しい時代には、私が実感した「メタ認知」も含めて、企業の人材育成やリーダーシップ開発には欠かせない重要なスキルになって

とくにストレス負荷が高かったとき、
いつもの自分と違うことに気づけた

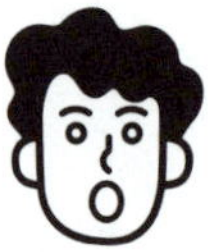

予定が立て込んだとき、
あたふた加減が楽になっている

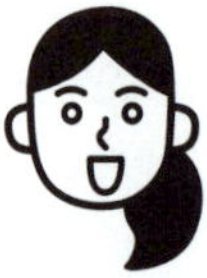

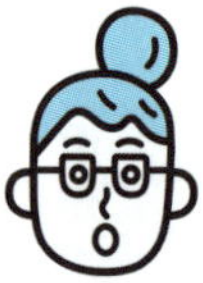

コンディションや集中度合いを
認識できるようになった、
対策しやすくなった

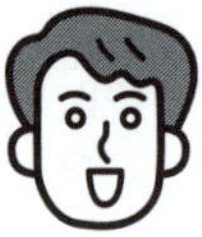

ムラなく、高いクオリティで
仕事ができるようになった

やたらと心の余裕ができた、
感情に流されなくなった

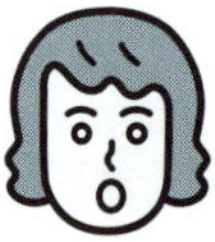

きています。マインドフルネスの習慣化でこれらのスキルを獲得できるならばコツコツと続けていこうというモチベーションになるでしょう。

さらに、この段階では自分自身の変化だけではなく、「他者との人間関係」にも変化を感じられる人も出てきます。自分の仕事や家事など取り組む姿勢や行動が変わってくることで、**身のまわりの人々もその変化を感じ取るようになる**からです。

わかりやすい例では、

「家族の仲がよくなった」

「職場で苦手な人との人間関係も改善された」

「人間関係の幅が広がって、活動範囲も広がった」

という方もいれば、その人らしく実感こもったコメントをされている方もいます。


私も過ごしてきた日々をあらためて振り返ると、「自分には欠かせないもの、もはや生活の一部」になっていて、自分の変化を通じて、周囲の人もじわじわと変わっていく影響があったと気づくことができました。

妻との言い合いも減って、
家庭の時間を大切にできるようになった

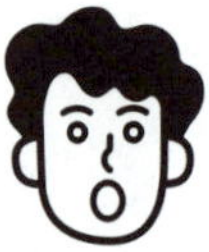

「なんでこう思っているのかな？」
と立ち止まり、
お互いに炎上する機会が減った

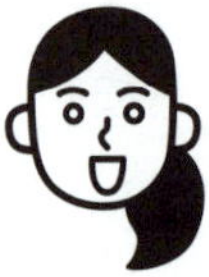

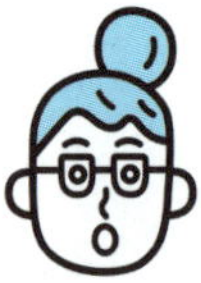

自分の気持ちに自覚的になれると、
他人の気持ちに寄り添える、
受容力が高まってきた

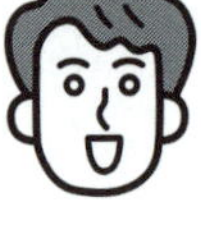

自分や他人に対して寛容さができた。
寛容になれると生きていくのが楽になる

人の話をマインドフルに聴くことが
仕事に直結する。
私のキャリアを豊かにしてくれた

第3段階：自分らしさに気づき、人生が楽しくなる

その先は、自分自身を見つめ直し、人生の質が向上していく段階です。目の前にある物ごとがクッキリハッキリ見えてくる段階を越えて、目に見えにくいところ、とくに自分の内面（マインド）にも目を向けていこうという意図が出てきます。いままでほとんど見てこなかった、見ないふりをしてきた部分なので、ピントを当ててもなかなか気づけるものではありません。年月をかけて何度もピントを当てていくことで、ようやく**自分の内にあるものが見えてくる、気づけるようになっていく**でしょう。

多くの会社や組織にはミッション、ビジョン、バリューがあるように、私たち一人ひとりのなかにも自分を支えているものがあります。大切にしている価値観や実現したい世界観、生きている意味などに気づいて意識していけると、「働き方が変わった」「生き方が変わった」と感じることさえあるでしょう。

私がこの段階に入ったかもしれないと感じたのは、会社を辞めて独立したときに「マインドフルネスを日本中に届ける仕事をしていこう」と思ったときです。

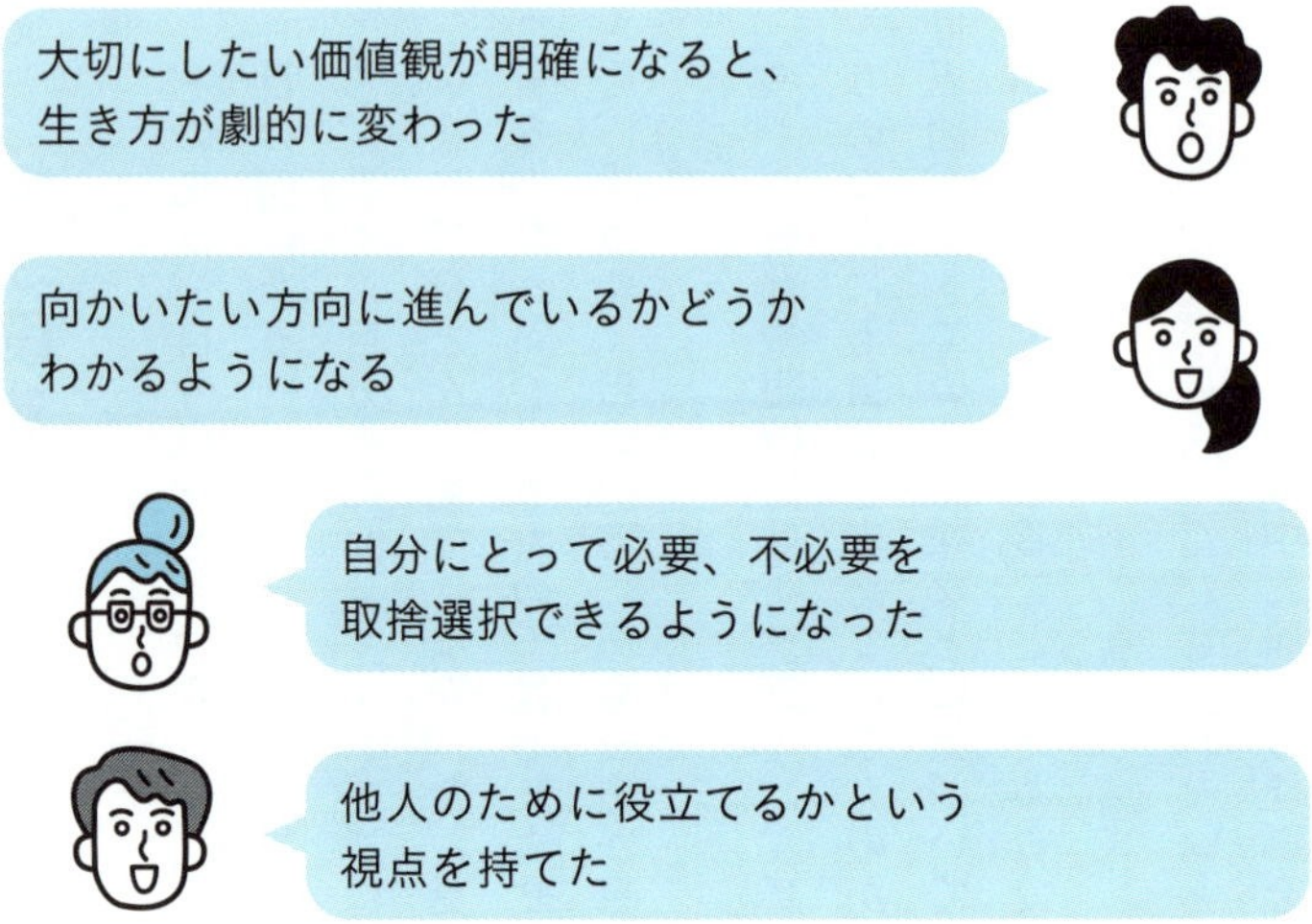
大切にしたい価値観が明確になると、生き方が劇的に変わった
向かいたい方向に進んでいるかどうかわかるようになる
自分にとって必要、不必要を取捨選択できるようになった
他人のために役立てるかという視点を持てた

前職では人事部門で次世代リーダー輩出を担う企業内大学の立ち上げや運営の仕事に携わり、自分自身の在り方やキャリアの方向性などをずっと探求してきました。事務局としてかかわるからには、自らが内面を見つめる体現していくことが求められており、マインドフルネス瞑想やラベリング、ジャーナリングの実践、上司との1 on 1、仲間との対話などを重ねていきました。

突き詰めた先に掲げたのが「UPDATE mindfulness」というコンセプトで、個人単位での実践を企業や地域、教育での取り組みにしていくことでした。ちょうど独立する直前にコロナ禍となり、夫婦ともに自宅でテレワーク、子育てをするなかで、オー

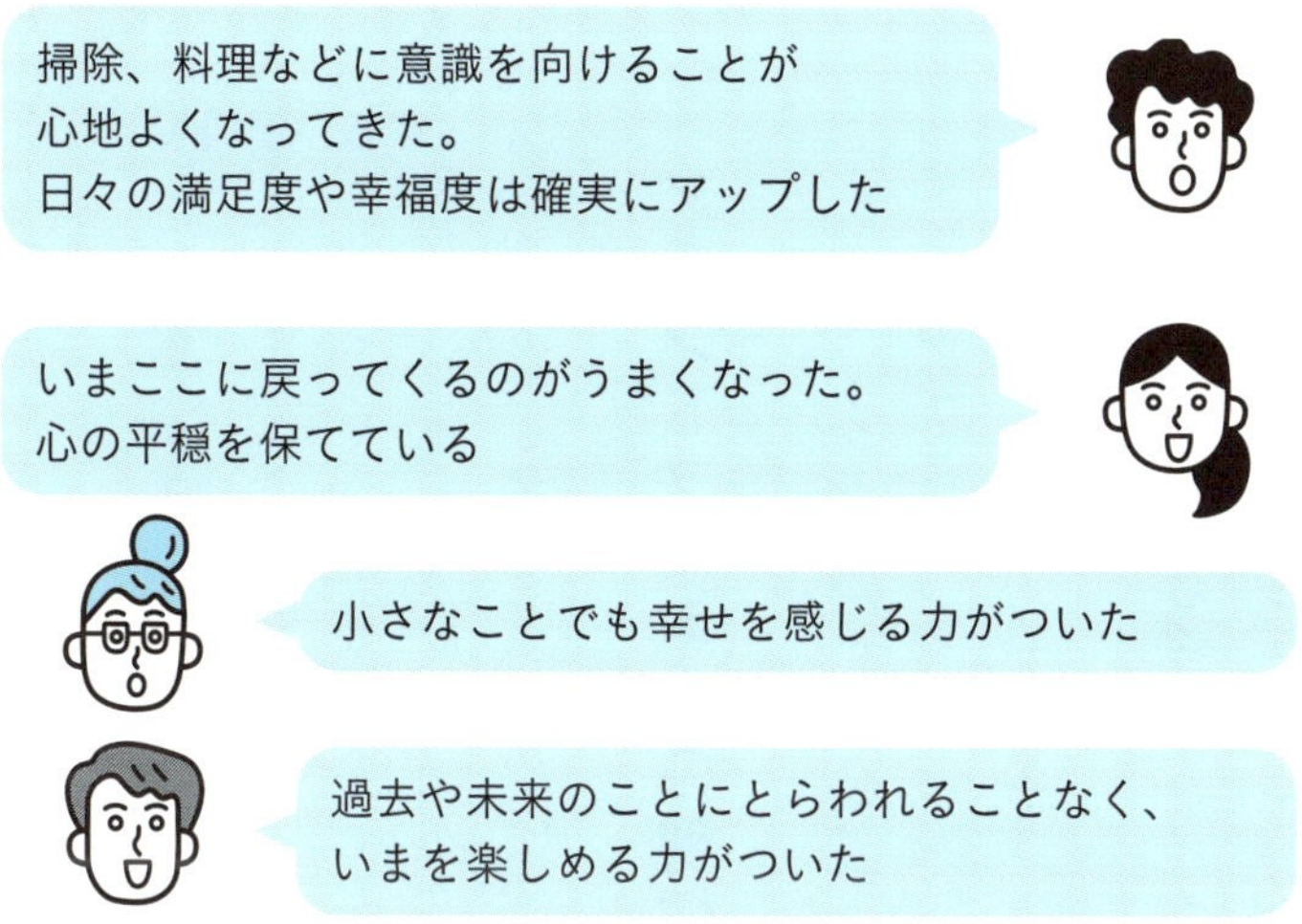
掃除、料理などに意識を向けることが心地よくなってきた。日々の満足度や幸福度は確実にアップした
いまここに戻ってくるのがうまくなった。心の平穏を保てている
小さなことでも幸せを感じる力がついた
過去や未来のことにとらわれることなく、いまを楽しめる力がついた

トパイロットになりやすい場面、マインドフルネスでいられる瞬間に気づくことも多くありました。マインドフルネスは実践ワークするときだけではなく、いつでもどこでもできるものと捉え直したことも「UPDATE mindfulness」に通じています。

このようにして、長年マインドフルネスをコツコツと続けていくなかで、自分の内面にある想いや願い、意図を見出せたことが大きな転機になって、今に至っています。

ベテラン実践者も年単位で続けていく過程で内面にあるものを見出し、人によっては社内異動や転職、副業、起業などキャリアチェンジをされたり、テレワークの活用や移住、二拠点生活などライフスタイルを変えたりする方もいます。

実践者で5年、10年と続けている方が「人生が総じて楽になった、生きやすくなった」「人格や人となりが変わった」「いまの生活を満喫している」というコメントをされていたのは、私にとっても新たな発見でした。内面を見つめていくことで、内面の安定から感謝の気持ち、日々の充足感や幸福感が得られるという「いつでもどこでもマインドフルネス」のありたい姿がここに現れているように思えたからです。

マインドフルネスの習慣化で人生が変わる!

ここまで、マインドフルネスを続けていくと何に気づけるようになって、どのように変わっていくのかという、気づきや変化、ありたい姿への道しるべとして私自身の経験や実践者のコメントを中心に見てきました。

あなたにとって何かしら響いたコメントや刺さったメッセージはあったでしょうか。

自分ごととしてイメージできたところもあれば、ぜんぜんイメージし切れない部分もあったかと思います。もちろん、評価判断しないで大丈夫です。すでにマインドフルネスをはじめているのに、まだこのような実感がわいていなくても何の心配もありません。

実践者たちが経験してきた気づきや変化という道のりを知って、いずれたどりつける心境かもしれないと思えるとき、何を感じるでしょうか。

「私もこうありたいな」「そこまで言われるなら、もう少し続けてみようかな」「やっぱりマインドフルネスはよさそう」という意図がわき上がってきたら、あなたは「いつでもどこでもマインドフルネス」の一歩目を踏み出したことになります。

第8章のまとめ

- 習慣とは、繰り返して獲得されるものであり、習慣化のコツやノウハウがあります
  - 習慣化のメカニズムとして、①きっかけ、②ルーティン、③報酬という習慣ループがあり、②ルーティンを差し替える
  - 新しい習慣を身に着けるには、約2か月かかるものであり、自己効力感を高めて、実行しやすい仕組みや環境を整えることが有効
- マインドフルネスの習慣化には、自分なりの効果を実感することが重要です
  実践者の気づきや変化の声を参考にすることで、より自分事として効果をイメージできるようになります。
  - 第1段階：いまの状況に気づき、気持ちを整える
  - 第2段階：自分の変化に気づき、毎日が好転する
  - 第3段階：自分らしさに気づき、人生が楽しくなる

COLUMN 7

自分に合う習慣サポートツールの探し方

習慣が定着するまでは、自分に合ったアプリ、動画、イベント、コミュニティを見つけられると強力なサポートのツールになります。いろいろと試しながらお気に入りを探してみてください。

● アプリ

「マインドフルネス　瞑想　おすすめ」とウェブで検索してみましょう。アプリの特徴、編集者コメント、ランキングなどが掲載されたまとめ記事がヒットします。

その記事で気になったアプリをいくつかダウンロードし、実際に試し比べてみることで、自分に合ったアプリを見つけることができます。

● 動画

YouTubeでは「マインドフルネス瞑想　5分」「ボディスキャン　10分」など複数キーワードで検索します。再生数やレビューなどを参考にお気に入りの動画を探していきます。チャンネル登録したり、自分だけのプレイリストを作成したりすれば、毎日の実践をサポートしてくれるものとなります。

● イベント、コミュニティ

Peatixやこくちーずなどのイベント検索サイトやX（旧Twitter）やInstagramなどSNSで「マインドフルネス」と検索すると、関連イベントやコミュニティが目にとまります。

概要ページには、日程やテーマ、定員、開催形式（オンライン／会場）、料金（無料／有料）など記載されていますが、申し込みする前に講師のプロフィールや主催者の公式サイトなどをチェックしてください。

ワーク②
あなたにとってのマインドフルネスとは？

ジャーナリングのテーマです。本書を読み終えたら、マインドフルネスを習慣化していくにあたって、あなた自身の言葉で「マインドフルネスとは」を書き出してみましょう。

おわりに

「いま何を感じていますか？」

この本はこの質問からはじまり、この質問で終わります。
いまここで、１回ていねいに呼吸してみましょう。
あなた自身や周囲の状況に注意を向けていくと、何を感じるでしょうか。

「一呼吸している自分を実感している」
「私は、こんな気持ちになっているなあ」
「カフェで流れている音楽が聴こえて、心地いい」

など、つい先ほどまでスルーしていたことに気がつくでしょう。

もう一度、呼吸してみてください。

あなたのマインドフルネスへのイメージは『1分で整う　いつでもどこでもマインドフルネス』を読む前と読んだあとで、何かしら変わったでしょうか。

本書では、仕事や日常で活用できる事例を中心に、マインドフルネスやストレス、習慣化について学んできました。定義や仕組みを知ったり、実践ワークをやってみたりして、

「現時点では、わかったような、わからないような感覚」

「これまで何となく知っている程度だったけど、わりとイメージできてきた」

「私がやってきたことは、じつはマインドフルネスだったんだ」


など、それぞれの感想をお持ちかと思います。

一瞬一瞬の気づきを、毎日の生活や仕事へ活かしていくには、すべては「自分自身はどうありたいのか、どう活用したいか」という、自分なりの意図を見出すことからはじまります。自分なりの意図は、特別なことでなくても構いません。


「とにかくストレスを減らしたい」

「人からおすすめされて、仕事に活かしたい」
「よりよく生きたい」

など、実践者もシンプルな意図からはじまっていました。

かくいう私自身も、2014年に日本で初開催されたサーチ・インサイド・ユアセルフに参加して、「これはとってもいい。会社のみんなといっしょにやっていきたい」という意図からはじまりました。

誰かの意図を借りてくるのではなく、自分自身の意図を持つ。

自分の生活リズムに合わせたきっかけ、自分に合うルーティンを見つけていく。

しっかりと実感できたと思えるまで、コツコツとやっていく。

オートパイロットからマインドフルネスへ。小さな試みから大きな変化へ。日々の過ごし方が少しずつ変わっていくのは、これに尽きます。

いまの気持ちに目を向けてみて、あなたの気持ちが整いますように。あなたの生活や人生がよりよく楽しく過ごせますようにと、私も「いつでもどこでもマインドフルネス」

実践者の一人として心より願っています。

２０２４年10月

中村悟

参考文献

- 『マインドフルネスストレス低減法』（J・カバットジン著／北大路書房）
- 『サーチ・インサイド・ユアセルフ』（チャディー・メン・タン著／英治出版）
- 『実践！マインドフルネス DVD』（熊野宏昭著／サンガ）
- 『微笑みを生きる』（ティク・ナット・ハン著／春秋社）
- 『呼吸の本』（谷川俊太郎・加藤俊朗著／サンガ）
- 『心のモヤモヤを書いて消すマインドフルネス・ノート』（木蔵シャフェ君子、荻野淳也著／日本能率協会マネジメントセンター）
- 『「手で書くこと」が知性を引き出す』（吉田典生著／文響社）
- 『マインドフル・イーティング』（ジーン・クリステラー著／日本評論社）
- 『がんばりすぎない休み方』（荻野淳也著／文響社）
- 『1日10秒マインドフルネス』（藤井英雄著／大和書房）
- 『マインドフル・セルフ・コンパッションワークブック』（クリスティン・ネフ、クリストファー・ガーマー著／星和書店）
- 『Compassion（コンパッション）』（ジョアン・ハリファックス著／英治出版）
- 『トラウマセンシティブ・マインドフルネス』（デイビット・A・トレリーヴェン著／金剛出版）
- 『マインドフルネスが最高の人材とチームをつくる』（荻野淳也著／かんき出版）
- 『ヤフーの1on1』（本間浩輔著／ダイヤモンド社）
- 『1分で話せ』（伊藤羊一著／SBクリエイティブ）
- 『まず、ちゃんと聴く。』（櫻井将著／日本能率協会マネジメントセンター）
- 『調子いい！がずっとつづく、カラダの使い方』（仲野孝明著／サンクチュアリ出版）
- 『フルライフ』（石川善樹著／NewsPicksパブリッシング）
- 『習慣の力』（チャールズ・デュヒッグ著／早川書房）
- 『小さな習慣』（スティーヴン・ガイズ著／ダイヤモンド社）
- 『複利で伸びる1つの習慣』（ジェームズ・クリアー著／パンローリング）

謝辞

本書は、活用事例アイディアや実践者インタビュー、原稿フィードバック、監修など多くの方々のお力添え、家族の支えによって、このタイミングに生まれてくることができました。心より感謝申し上げます。本当にありがとうございました。

秋口万貴子さん
荒尾宏治郎さん
荒木理映さん
荒木世理子さん
五十嵐彩香さん
五十嵐幸司さん
池戸裕さん
石川大雅さん
石山美行さん
伊藤羊一さん
伊藤允一さん
伊東修平さん
内海昭徳さん
大河内穣さん
大竹ナナさん
小川晋一郎さん
荻野淳也さん
奥本直子さん
長村達也さん
小澤唯乃武さん
小野彩子さん
柏原里美さん
片岡博さん
片桐隆信さん
川鯉光起さん
川向正明さん
河原塚徹さん
木田まみさん
木村滋樹さん
小林亜希子さん
小松由さん
齊藤ゆめさん
佐藤彰さん
佐藤貴幸さん
篠田厚志さん
白井剛司さん
菅山明美さん
杉本健太郎さん
染谷昌利さん
高田正行さん
田中重光さん
田中直史さん
田中裕子さん
千葉潤子さん
長南雅也さん
寺岡宏彰さん
戸塚真理奈さん
中場牧子さん
中村卓也さん
中村有作さん
中山景さん
鍋久保雄太さん
二宮かおるさん
延原恒平さん
橋本大佑さん
長谷川博章さん
蜂屋雅司さん
東谷彩さん
人見章さん
ひのなおみさん
廣瀬信太郎さん
藤井英雄さん
木蔵シャフェ君子さん
細田直美さん
前嶋康秀さん
松元絢さん
水浦健児さん
宮崎恵美子さん
宮澤佑輔さん
Momoe さん
森竹ひろこさん
森本綾さん
安田健一さん
山形方人さん
山口大輔さん
山下悠一さん
山田悠子さん
山本麻希さん
吉田昌生さん
りんどうまきさん
渡邊大輔さん

(監修)

荻野淳也 (おぎの じゅんや)

一般社団法人マインドフルリーダーシップインスティテュート代表理事。慶応大学卒、外資系コンサルタントやベンチャー企業のIPO担当や取締役を経て、リーダーシップ開発、組織開発の分野で、一部上場企業からベンチャー企業までを対象にしたコンサルティング、トレーニング、エグゼクティブコーチングに従事。ミッションマネジメント、マインドフルリーダーシップ、マインドフルコーチングという軸で、リーダーや組織の本質的な課題にフォーカスし、リーダーや組織の変容を支援している。Googleで開発されたSIYの認定講師。慶應義塾大学大学院 システムデザインマネジメント研究科・研究員、特定非営利活動法人いい会社をふやしましょう・共同発起人でもある。共著書に『世界のトップエリートが実践する集中力の鍛え方』(JMAM)、監修・解説として『マンガでわかるグーグルのマインドフルネス革命』(サンガ出版)『スタンフォードの脳外科医が教わった人生の扉を開く最強のマジック』(ジェームス・ドゥティ著 プレジデント社)などがある。

木蔵シャフェ君子 (ぼくら しゃふぇ きみこ)

ICU卒、ボストン大学MBAを取得後、外資系大手企業でブランドマネジメントを行い、担当ブランドで高いマーケットシェアを獲得。2000年より渡米・独立し、医療系研修会社経営。2015年日本人初のSIY認定講師となり、世界各地でSIYを伝える。東京工業大学学外アドバイザー 瞑想アプリCALMインストラクター IMTA国際認定瞑想指導者。著書・監訳書籍は、『シリコンバレー式頭と心を整えるレッスン』(講談社)、『コンパッション』(ジョアン・ハリファックス著、英治出版)など多数。

中村　悟（なかむら さとる）
マインドフルネス・メッセンジャー。慶應義塾大学環境情報学部卒業後、ニフティ株式会社を経て、ヤフー株式会社へ入社。2016年に企業内大学ヤフーアカデミアのプログラムとして、メタ認知トレーニング（マインドフルネス）を立ち上げ、企業におけるマインドフルネスの先行事例となる。「UPDATE mindfulness」を掲げて、2020年に独立。2022年サイバー大学「マインドフルネス入門」客員講師、2023年一般社団法人マインドフルリーダーシップインスティテュート（通称MiLI、日本におけるマインドフルネスのリーディングカンパニー）の理事に就任。これまでに合計1.5万人以上に企業研修や講演、ワークショップなどを提供してきた。

1分《いっぷん》で整《ととの》う
いつでもどこでもマインドフルネス

2024年11月20日　初版発行

著　者　中村　悟　©S.Nakamura 2024
発行者　杉本淳一

発行所　株式会社日本実業出版社　東京都新宿区市谷本村町3-29　〒162-0845
編集部　☎03-3268-5651
営業部　☎03-3268-5161　振　替　00170-1-25349
https://www.njg.co.jp/

印刷／厚徳社　製本／若林製本

ISBN 978-4-534-06147-8　Printed in JAPAN

日本実業出版社の本

下記の価格は消費税（10%）を含む金額です。

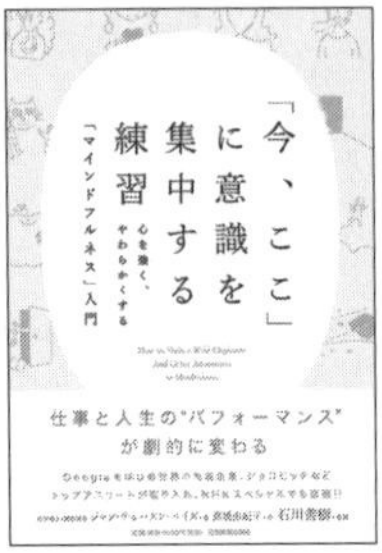

「今、ここ」に意識を集中する練習

ジャン・チョーズン・ベイズ 著
高橋由紀子 訳
定価 1760円（税込）

グーグルをはじめとした先端企業で取り入れられている「マインドフルネス」が53の練習で手軽に実践できる。「今、ここ」に意識を集中すると、過去の出来事にくよくよして後悔することも未来への不安もなくなり、仕事と人生のパフォーマンスが劇的に変わる！

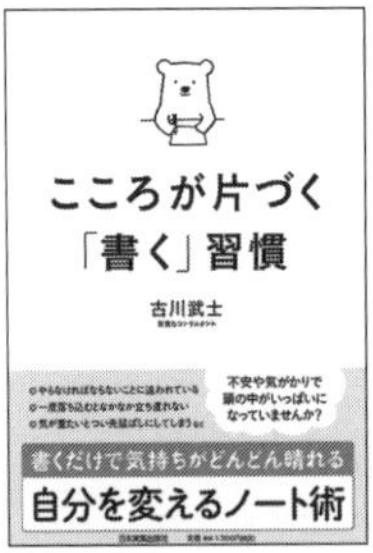

こころが片づく「書く」習慣

古川武士
定価 1430円（税込）

日々生まれるネガティブな感情から脱け出す方法として、「書いて頭と心を整理する」という方法は、即効性があり効果も絶大です。本書では、18の心を片づけるワークシートを紹介。シートに合わせて書くだけで、気持ちが晴れ、わくわくする毎日を過ごせます！

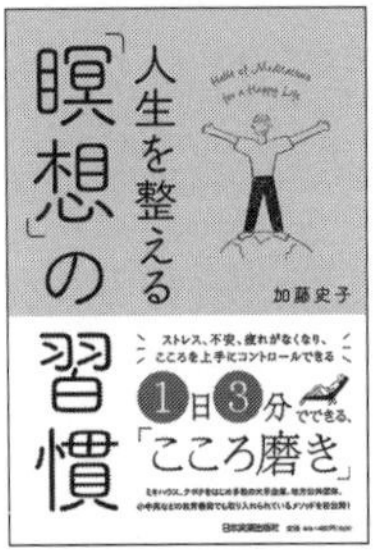

人生を整える「瞑想」の習慣

加藤史子
定価 1540円（税込）

１日３分で成果につながる！　「頭がすっきり冴える」「感情に振り回されなくなる」「身体が疲れにくくなる」「ぐっすり眠れる」「夢が叶う」……多くの企業、教育機関で指導し、スポーツ選手も実践している「誰でもすぐに取り組める瞑想メソッド」を紹介。

定価変更の場合はご了承ください。

9784534061478

1920011016007

ISBN978-4-534-06147-8
C0011 ¥1600E

定価 本体1600円(税別)

日本実業出版社

中村 悟（なかむら・さとる）
マインドフルネス・メッセンジャー。慶應義塾大学環境情報学部卒業後、ニフティ株式会社を経て、ヤフー株式会社へ入社。2016年に企業内大学ヤフーアカデミアのプログラムとして、メタ認知トレーニング（マインドフルネス）を立ち上げ、企業におけるマインドフルネスの先行事例となる。「UPDATE mindfulness」を掲げて、2020年に独立。
2022年サイバー大学「マインドフルネス入門」客員講師、2023年一般社団法人マインドフルリーダーシップインスティテュート（通称MiLI、日本におけるマインドフルネスのリーディングカンパニー）の理事に就任。これまでに合計1.5万人以上に企業研修や講演、ワークショップなどを提供してきた。